Kritika Mohan

Vírus quimicamente modificados para a deteção do cancro da próstata

Kritika Mohan

Vírus quimicamente modificados para a deteção do cancro da próstata

ScienciaScripts

Imprint

Any brand names and product names mentioned in this book are subject to trademark, brand or patent protection and are trademarks or registered trademarks of their respective holders. The use of brand names, product names, common names, trade names, product descriptions etc. even without a particular marking in this work is in no way to be construed to mean that such names may be regarded as unrestricted in respect of trademark and brand protection legislation and could thus be used by anyone.

Cover image: www.ingimage.com

This book is a translation from the original published under ISBN 978-620-2-06624-2.

Publisher:
Sciencia Scripts
is a trademark of
Dodo Books Indian Ocean Ltd. and OmniScriptum S.R.L publishing group

120 High Road, East Finchley, London, N2 9ED, United Kingdom
Str. Armeneasca 28/1, office 1, Chisinau MD-2012, Republic of Moldova, Europe
Printed at: see last page
ISBN: 978-620-7-90767-0

ÍNDICE DE CONTEÚDOS

DEDICAÇÃO 2
RESUMO DA DISSERTAÇÃO 3
CAPÍTULO 1 5
CAPÍTULO 2 62
CAPÍTULO 3 103
CAPÍTULO *4*...141
CAPÍTULO 5 191
CAPÍTULO 6 203
CAPÍTULO 7 229

DEDICAÇÃO

Aos *meus pais,*

Uma e Rakesh Mohan,

em reconhecimento do seu imenso amor e apoio.

RESUMO DA DISSERTAÇÃO

Vírus quimicamente modificados para a deteção do cancro da próstata

Por

Kritika Mohan

Doutoramento em Filosofia em Química
Universidade da Califórnia, Irvine, 2016
Professor Gregory A. Weiss, Presidente

A deteção sensível de biomarcadores do cancro na urina poderá revolucionar o diagnóstico e o tratamento do cancro. Esses detectores devem ser baratos, fáceis de interpretar e sensíveis. O bacteriófago M13 constitui uma plataforma altamente económica e facilmente funcionalizável para o desenvolvimento de tais detectores. O meu trabalho centra-se na modificação genética e química dos vírus M13 com vista ao reconhecimento biológico do antigénio de membrana específico da próstata (PSMA), um biomarcador do cancro da próstata. Foram observados níveis elevados de PSMA na urina de doentes com cancro da próstata, que também se encontram na superfície das células cancerosas da próstata. Para o diagnóstico precoce do cancro da próstata, desenvolvi a química necessária para a deteção de concentrações clinicamente relevantes de PSMA (<0,25 nM) em urina sintética para aplicação direta em amostras de doentes. A elevada sensibilidade ao PSMA resulta da ligação sinérgica de dois ligandos diferentes ao PSMA na mesma partícula de fago. O ligando primário é codificado geneticamente e o ligando de reconhecimento secundário é sintetizado quimicamente para se envolver electrostaticamente à volta da superfície do fago. O conceito de "envolvimento do fago" utiliza a atração eletrostática entre a superfície do fago carregada negativamente e o "invólucro" do péptido de oligolisina carregado positivamente. Além disso, os ligandos duplos resultam numa ligação bidentada com uma elevada cópia e uma apresentação densa do ligando para uma melhor deteção do PSMA através de um efeito de avidez baseado em quelatos. Estes vírus duplamente modificados, integrados em películas de poli(3,4-etilenodioxitiofeno (PEDOT) condutor de eletricidade, funcionam como matriz de bioafinidade para a deteção eletroquímica do PSMA. A captura e ligação do PSMA resulta numa alteração da resistência da película de PEDOT-vírus, que também é proporcional à concentração de PSMA. A biossensorização com películas fornece um limite de deteção de 100 pM para PSMA em urina sintética sem necessidade de amplificação enzimática ou outra. Utilizei ainda este conceito para reduzir a adesão inespecífica entre os vírus e as células do cancro da próstata, envolvendo a superfície do fago com polietilenoglicol. Além disso, desenvolvi técnicas de envolvimento ortogonal para fixar seletivamente ligandos e polietilenoglicol na superfície do fago em proporções e arquitecturas desejadas para a captura de células de cancro da próstata PSMA-positivas para deteção de metástases. A combinação de vírus ortogonais quimicamente modificados e biossensores tem potencial para o desenvolvimento de um dispositivo de ponto de tratamento em tempo real e sem reagentes para a deteção do cancro da próstata.

CAPÍTULO 1

Para além das doenças infecciosas: Aplicação de Vírus Modificados no Século 21 st

Referência principal: Kritika Mohan e Gregory A. Weiss. Chemically Modifying Viruses for Diverse Applications (Vírus quimicamente modificados para diversas aplicações). *ACS Chem. Biol,* 2016, 11 (5), pp 1167-1179.

RESUMO

Durante muito tempo fascinantes para os biólogos, os vírus oferecem bancos de ensaio à escala nanométrica para a construção de dispositivos e materiais à escala molecular. Os vírus toleram uma vasta gama de modificações químicas, incluindo condições de reação, valores de pH e temperaturas. Exemplos recentes de manipulação não genética de superfícies virais levaram os vírus a aplicações que vão desde a imagiologia biomédica, a administração de medicamentos, a regeneração de tecidos e os biossensores a materiais para catálise e produção de energia. As reacções químicas na superfície dos fagos incluem modificações covalentes e não covalentes, incluindo algumas aplicadas em conjunto com modificações genéticas. Aqui, analisamos os vírus quimicamente aumentados com capacidades limitadas apenas pela imaginação.

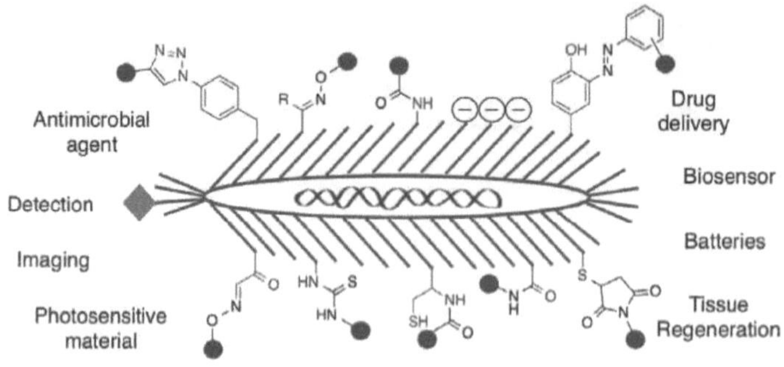

INTRODUÇÃO

Para além de causarem doenças infecciosas, os vírus constituem uma base de referência útil para experiências químicas e para a construção de reagentes biomédicos complexos. Os bacteriófagos filamentosos, como os fagos M13 e fd, estreitamente homólogos, infectam bactérias e propagam-se de forma não-lítica. Além disso, a ausência de sequências promotoras de mamíferos impede-os de causar doenças humanas.[1-3] Estas propriedades tornam os fagos M13 e fd ferramentas quase omnipresentes para uma vasta gama de aplicações biotecnológicas.

Estes membros da classe Ff de fagos têm estruturas altamente uniformes. O fago (aproximadamente 1 µm por 6 nm) encapsula um genoma de ssDNA encapsulado num revestimento proteico flexível, longo e semelhante a uma haste, formado inteiramente por cópias múltiplas de cinco proteínas individuais. Ao longo de todo o comprimento do virião, ≈2700 cópias da proteína anfifílica P8 estão estreitamente empacotadas com um eixo de simetria de cinco vezes e um *terminal N* livre e não estruturado; os *terminais C* das proteínas interagem com o genoma do fago. Cada extremidade do fago é coberta por cinco cópias de cada uma das proteínas de revestimento menores P3 e P6 numa extremidade, e P7 e P9 na outra extremidade.[1]

Os vírus oferecem uma base de referência à escala nanométrica para os biólogos químicos construírem dispositivos e materiais à escala molecular para uma grande variedade de aplicações. Os principais atributos para a facilidade das aplicações baseadas em fagos incluem o baixo custo de produção e a ampla estabilidade de temperatura e pH.[3,4] Além disso, os fagos são fáceis de propagar e manipular em todas as escalas de produção. Além disso, os fagos, relativamente monodispersos, auto-montam-se em estruturas cristalinas líquidas. O capsídeo do vírus apresenta uma enorme superfície com resíduos facilmente modificáveis para anexar moléculas geneticamente não codificadas com uma exibição densa. Aqui, o foco está nestes vírus amplamente versáteis, destacando o seu enorme potencial como "nano-benchtops".

MODIFICAÇÃO GENÉTICA DE VÍRUS

A exposição fágica apresenta um péptido ou uma proteína de interesse fundida com o terminal exterior das proteínas de revestimento. Esta abordagem permite estabelecer uma ligação entre o genótipo e o fenótipo, com o gene de interesse fundido com o gene que codifica a proteína de revestimento.[1] A estrutura compacta do capsídeo do fago impede a apresentação da maioria das proteínas (>6 resíduos) em cada cópia da proteína de revestimento principal.[5] Para resolver este problema, um sistema fagóide permite a expressão em células bacterianas de uma mistura de proteínas de revestimento não modificadas e fundidas com proteínas de interesse. A apresentação em fagóide de péptidos curtos em P8 proporciona níveis de incorporação de ≈10% sem afetar o empacotamento do capsídeo do fago.[6]

A utilização convencional de fagos tem sido no sentido de selecções e biopanning.[7,8] Foram descritos ligandos peptídicos para uma variedade de alvos, desde biomarcadores proteicos a pequenas moléculas como o TNT[9] e cristais orgânicos,[10] e o âmbito das selecções foi mesmo alargado ao rastreio de catalisadores.[11] Além disso, uma combinação de diferentes métodos de exposição pode proporcionar partículas de fago com dupla exposição. Isto pode ser conseguido através da combinação de genes modificados ou através de protocolos de propagação de fagos modificados, utilizando a infeção por vírus duplos,[12] , tal como revisto por Bratkovic e colaboradores.[13]

MODIFICAÇÃO QUÍMICA DE VÍRUS

Embora a exposição molecular domine as aplicações convencionais dos vírus, a manipulação não genética da superfície do vírus expande os seus repertórios e aplicações. Tanto as modificações covalentes como as não covalentes, algumas em conjunto com modificações genéticas, permitem melhorar as funcionalidades da natureza. As modificações podem ser classificadas em quatro grandes classes, descritas a seguir.

Em primeiro lugar, a ligação às funcionalidades inerentes às cadeias laterais de aminoácidos (Figura 1 -1) é a estratégia mais utilizada, empregando normalmente as cadeias laterais de aminoácidos reactivas presentes em P8. Wang e colaboradores compararam as reactividades das três funcionalidades proeminentes passíveis de modificação: carboxilatos de Asp e Glu, funcionalidades fenólicas de Tyr e aminas de Lys.[14] Os grupos carboxilato podem ser activados através do tratamento com carbodiimida (como o EDC) para acoplamento a moléculas funcionalizadas com amina, enquanto as cadeias laterais de Tyr podem ser acopladas a sais de diazónio. Os grupos amina, incluindo os *N-termini* e as cadeias laterais Lys, podem ser acoplados a ésteres NHS (N-hidroxissuccinimida) ou a outros carboxilatos activados (por exemplo, ésteres de tetrafluorofenilo).[15] As funcionalidades da amina revelaram-se mais reactivas e eficientes nestas reacções de acoplamento.[14] A pré-incorporação da azida no sal de diazónio aumenta ainda mais o âmbito da modificação química através da utilização da reação de "clique" de cicloadição azido-alquino catalisada por cobre.

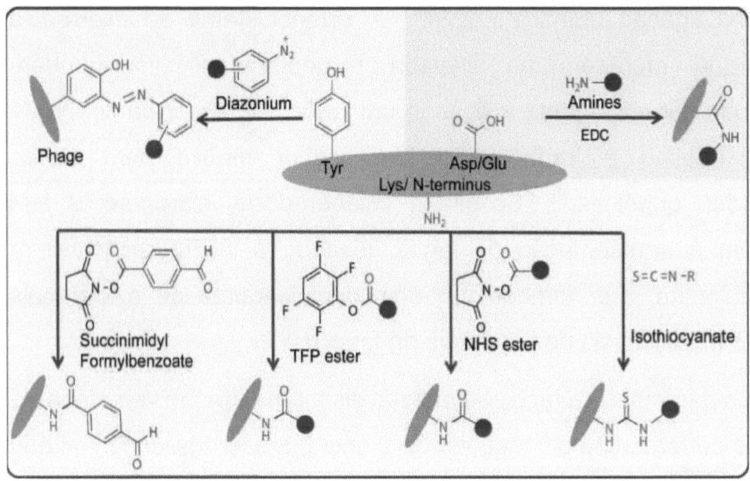

Figura 1-1. Um compêndio das funcionalidades inerentes presentes na proteína do revestimento do fago e as técnicas de modificação mais comummente aplicadas. O círculo indica a alça anexada ou a sonda.

Embora o grau de modificação registado tenha sido relativamente menor para os grupos de ácidos carboxílicos e Tyr, pode ainda ser aplicado para a geração de fagos duplamente modificados, especialmente em conjunto com modificações de aminas ou exposição genética. Os grupos amina, incluindo a amina *N-terminal* e as cadeias laterais Lys, podem ser acoplados a ésteres NHS (N-hidroxissuccinimida).[14] Em alternativa, podem também ser utilizados outros ésteres activados, como os ésteres de tetrafluorofenilo, para o acoplamento de aminas.[15]

As classes seguintes de modificações incluem as funcionalidades química e geneticamente conferidas, que proporcionam a pega desejada para outras modificações. Na segunda classificação, a modificação das aminas N-terminais em aldeídos introduz uma série de reacções bio-ortogonais,[16] Figura 1-2. A terceira classe de modificações químicas começa com a incorporação genética de Cys ou de aminoácidos não naturais com novas funcionalidades desejáveis, Figura 1-3. Por exemplo, os Cys *N-terminais* geneticamente representados podem ser modificados de várias formas, incluindo a ligação química nativa.[17] A selenocisteína de ocorrência natural, que oferece uma elevada nucleofilicidade, foi também apresentada geneticamente utilizando um ARNt supressor do códão de paragem opalino e fornece um identificador reativo para outras modificações químicas.[18] Schultz e colaboradores alargaram a sua abordagem à apresentação de fagos, levando à incorporação de p-azidofenilalanina, que fornece um dos identificadores de azida mais facilmente modificáveis na superfície do fago.[19,20]

Embora as partículas de fago sejam estáveis a uma grande variedade de condições de formação de ligações covalentes, a acessibilidade limitada de alguns resíduos ao solvente pode limitar a eficiência da modificação. Para contornar esta limitação, foram também utilizadas modificações não covalentes do revestimento do fago (Figura 1-4), que constituem o quarto conjunto de classificações. Estas modificações utilizam a elevada carga negativa da superfície do fago, resultante da presença de resíduos de ácido Glu e Asp na região *N-terminal*, ou baseiam-se no carácter anfifílico da proteína do revestimento P8.[21] Aqui, são discutidas as abordagens químicas para equipar os vírus com tais capacidades e funcionalidades.

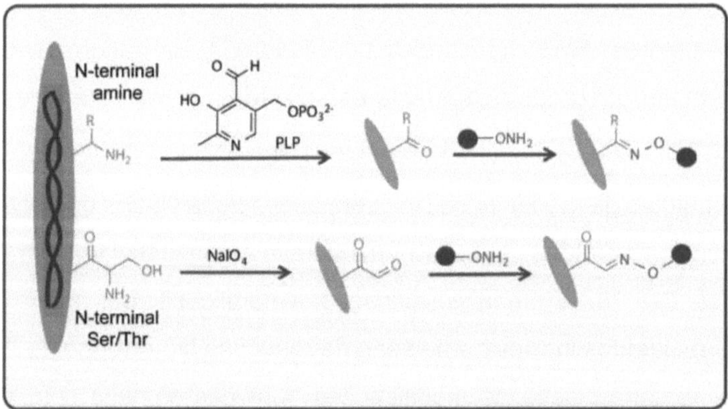

Figura 1-2. O conjunto de funcionalidades quimicamente conferidas que proporcionam uma pega ortogonal de aldeído no *terminal N* das proteínas

de revestimento.

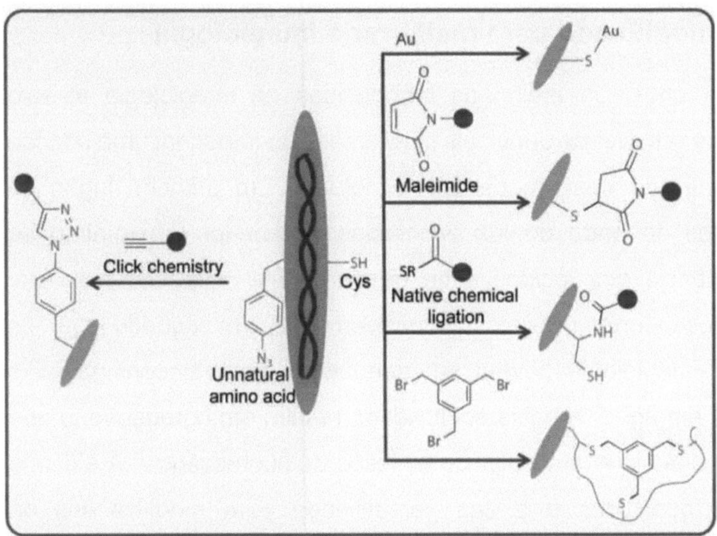

Figura 1-3. Um compêndio das funcionalidades geneticamente incorporadas na superfície do fago e as técnicas de modificação mais comummente aplicadas.

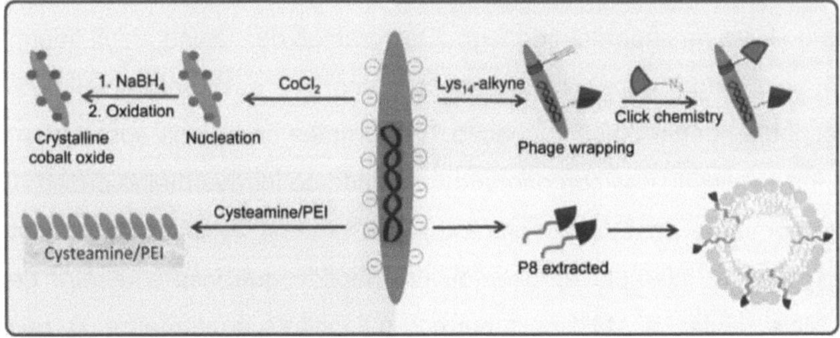

Figura 1-4. O conjunto de modificações não covalentes do fago, que utilizam a carga superficial ou o carácter anfifílico da proteína de revestimento P8.

APLICAÇÕES DE FAGOS MODIFICADOS

1.1 Fago modificado para melhorar a imagiologia

Nos últimos anos, as melhorias introduzidas na imagiologia in vivo começaram a resolver os principais problemas que impedem uma adoção mais generalizada desta poderosa tecnologia. Em primeiro lugar, os comprimentos de onda de luz escolhidos devem ter um mínimo de autofluorescência dos tecidos e de transparência ótica, por exemplo, comprimentos de onda próximos do infravermelho. Em segundo lugar, os agentes de imagiologia devem ser adequados para bioconjugação e solubilidade em água. A baixa solubilidade resulta em agregação, o que leva à atenuação intermolecular da emissão de fluorescência. A elevada solubilidade dos vírus e a sua versatilidade para modificações da superfície permitem as suas aplicações como suportes de imagiologia.

Uma das primeiras modificações químicas do fago aproveitou as aminas livres na superfície do fago para conjugar um corante próximo do infravermelho. Esta abordagem tira partido do grande número de aminas livres no P8 e na superfície do fago. Os corantes de cianina alquil-tioéter foram activados com NHS para fornecer o éster succinimidílico correspondente para bioconjugação. Os corantes de cianina apresentam uma forte emissão nos comprimentos de onda do infravermelho próximo, permitindo uma penetração profunda nos tecidos. Além disso, o fago utilizado neste exemplo apresentou um péptido que visa o recetor de superfície celular VCAM-1 para permitir a ligação e a internalização nas células MCEC para imagiologia.[22] Com base nestes resultados, foi também desenvolvida uma ferramenta de rastreio *in vivo* para seleccionadores a partir de uma biblioteca de péptidos exibidos por fagos que visam a SPARC (proteína segregada, ácida e rica em cisteína). Neste exemplo, os selectores de fagos modificados com FITC foram examinados quanto à ligação a SPARC em ratinhos injectados com células de carcinoma do pulmão de Lewis. Estes resultados permitiram uma classificação relativa e a eliminação de pistas iniciais, podendo identificar uma farmacocinética desfavorável ou uma ligação não específica. O uso de fago como um andaime permitiu a ligação de até 800 fluoróforos/fago para maior sensibilidade, sem perdas de extinção baseada na proximidade.[23]

Esta abordagem simples da modificação da superfície dos fagos foi aplicada para detetar ratiometricamente a homeostase do pH e as suas perturbações, que estão associadas ao cancro e a outras doenças. Os rácios de corantes de cianina sensíveis e insensíveis ao pH permitiram a normalização e as medições do pH intracelular. Mais uma vez, a utilização de fagos permitiu a conjugação de corantes de 400-500 cópias por fago, aumentando assim o brilho global e as relações sinal/ruído. As diferenças na penetração tecidular da luz nos comprimentos de onda emitidos continuaram a constituir um desafio para a determinação ratiométrica do pH. No entanto, o método permitiu a obtenção de imagens e a determinação do pH com uma exatidão superior a 95%.[24] Numa variação desta abordagem, um par FRET foi imobilizado na superfície do fago modificada com ciclodextrina activada por NHS através do acoplamento EDC.[25] O FITC e a rodamina funcionalizados com adamantina foram complexados com o fago de ciclodextrina. A intensidade de emissão do FITC varia linearmente com a protonação, permitindo assim a análise do pH na gama de 5-8,5.[26] Por outro lado, a conjugação direta do par FRET através da funcionalização do isotiocianato em cada fluoróforo permitiu uma análise linear do pH numa gama estreita de 6,4-7,4.[27]

Uma maior extensão da imagiologia por infravermelhos utilizou sondas como os nanotubos de carbono de parede simples (SWNT), que fluorescem na segunda janela do infravermelho próximo (950-1400 nm). Esta molécula de imagiologia permite uma penetração profunda nos tecidos e uma baixa autofluorescência dos mesmos. Apesar das suas propriedades favoráveis, a hidrofobicidade dos SWNT constitui um desafio para a sua utilização *in vivo*. Belcher e colaboradores resolveram este desafio ligando os SWNT ao fago M13, altamente solúvel, com um péptido de ligação aos SWNT no P8. Isso permitiu a geração de imagens em baixas concentrações de 2 µg/mL com penetração de até 2,5 cm em amostras de tecido à base de matrigel. O fago serviu como um andaime ideal, pois P3 exibiu um peptídeo de ligação a SPARC para direcionamento de tumor, combinando assim as porções de imagem e de direcionamento de tumor.[28] O sistema pode ser utilizado como sondas para cirurgia guiada por imagem de tumores submilimétricos.[29] Num estudo relacionado, a enzima bacteriana sortase foi utilizada para ligar quimioenzimaticamente fluoróforos a aminas P8. A sortase reconhece o seu substrato, o peptídeo LPXTG marcado no fluoróforo, e cliva entre os resíduos T e G, levando à geração de um intermediário acil enzimático. Em seguida, o ataque nucleofílico das aminas do fago resulta na conjugação com o fluoróforo. Ao introduzir uma reação ortogonal, as sortases aumentam a versatilidade das modificações da superfície do fago.[30]

As técnicas de imagiologia, como a ressonância magnética e a radiomarcação, também incorporaram o fago como suporte. Por exemplo, nanopartículas magnéticas de óxido de ferro, com uma carga positiva, foram montadas na superfície do vetor de fago que exibe triglutamato por interacções electrostáticas, resultando em ≈26 nanopartículas/fago direccionadas para os receptores SPARC utilizando um péptido exibido por P3. Esta abordagem permite uma maior entrega ao local alvo e, consequentemente, melhora o contraste da imagem. O fago, mais uma vez, provou ser eficiente como o andaime que suporta várias cópias de nanopartículas, em comparação com a técnica convencional, que forneceria nanopartículas únicas.[31] Além disso, as interacções electrostáticas podem levar o fago a formar estruturas biomiméticas com metais nobres, como o Au e o Ag, para imagiologia de tumores e terapia fotodinâmica.[32]

Devido à especificidade inerente dos fagos para as bactérias F^+, os fagos radiomarcados oferecem oportunidades adicionais para a imagiologia selectiva e a distinção entre infecções bacterianas e inflamação. Neste exemplo, os fagos foram funcionalizados com o éster NHS ativado de mercaptoacetiltriglicina, que pode coordenar[99m] Tc.[33] Num estudo de acompanhamento, a abordagem foi alargada a quatro tipos diferentes de fagos, permitindo a deteção de bactérias hospedeiras específicas de cada fago, embora a especificidade in vivo continue a ser uma preocupação.[34]

Os fagos podem também fornecer agentes de contraste hiperpolarizados[129] Xe-MRI denominados "biossensores de Xe" para MRI e NMR. O Xe tem uma afinidade natural por cavidades hidrofóbicas, como o criptofano A (CryA), mas estas gaiolas moleculares necessitam frequentemente de um domínio solubilizante e de múltiplas cópias para melhorar a sensibilidade e a especificidade. A superfície do fago constitui o ponto de referência ideal para implantar essa funcionalidade adicional. Em primeiro lugar, as aminas *N-terminais* de P8 foram transaminadas numa nova reação com fosfato de piridoxal, Figura 1-2.[16] Este local de reação introduz especificamente grupos cetona. Na etapa seguinte, o fago funcionalizado com cetona reage com CryA funcionalizado com aminoxi. A solubilidade adicional para o complexo fago-CryA foi proporcionada por ligação faseada com aminoxi-PEG seguida de CryA (1:10 PEG: CryA). Em seguida, o Xe ligado ao CryA está em troca contínua com o Xe solvatado no ambiente aquoso circundante, denominado CEST (transferência de saturação por troca química), com frequências de ressonância distintas para cada um. [129]Os spins de Xe proporcionam limites de deteção notáveis de concentração sub-pM (230 fM) sem grande otimização.[35] Num estudo seguinte, as proteínas P3 com scFv, que se ligam ao EGFR nas células MDA-MB-231, proporcionaram uma capacidade de orientação celular, com a hiperpolarização do Xe a proporcionar um aumento de sinal de 10 000 vezes.[36] Além disso, o Xe é completamente abiótico e inerte, pelo que esta abordagem deverá ter uma ampla biocompatibilidade e um sinal de fundo essencialmente negligenciável. A questão fundamental da especificidade e afinidade do scFv continua a ser inerente a praticamente todos os biossensores. Novos desenvolvimentos deste elemento em dispositivos baseados em fagos poderão ter impacto neste domínio, uma vez que as sensibilidades sub-pM excedem as capacidades dos melhores suportes de reconhecimento molecular.

As alças desejadas também podem ser introduzidas na superfície do fago através de uma combinação de modificações genéticas e químicas. Outra abordagem para introduzir a química do aldeído bio-ortogonal utilizou o periodato de sódio, Figura 1-2. Esta estrutura de fago incluía resíduos Ser ou Thr *N-terminais de* P3 para conversão em funcionalidade glioxal *N-terminal* através da oxidação do periodato.[37] Estas moléculas podem então ser modificadas seletivamente com glicanos aminooxi-funcionalizados ou derivados de aminobenzamidoxima. A conjugação proporciona uma estabilidade a longo prazo em comparação com a formação convencional de hidrazonas e tem potencial para o futuro desenvolvimento de sondas fluorogénicas.[38]

1.2 O fago como veículo de administração de medicamentos

A administração sistémica de terapêuticas contra doenças pode provocar efeitos secundários, para além da atividade desejada do medicamento. Os efeitos secundários tóxicos resultam da administração indiscriminada do medicamento em locais não tumorais, onde o composto pode ser modificado ou ligar-se de forma inadequada. A administração de fármacos com alvos específicos pode resolver este problema através de uma dosagem mais precisa no local da doença, diminuindo assim a dosagem necessária do fármaco. Os conjugados anticorpo-fármaco, a abordagem mais bem sucedida de administração de fármacos, requerem um desenvolvimento e um fabrico dispendiosos. Os fagos oferecem uma plataforma de desenvolvimento altamente acessível, bem como custos de produção pouco dispendiosos. No entanto, uma consideração fundamental para a utilização de fagos como veículo de administração de medicamentos é a presença de lipopolissacarídeos tóxicos, que têm de ser cuidadosamente eliminados durante a purificação dos fagos.

A enorme hidrofilicidade e solubilidade das partículas de fagos foi demonstrada na apresentação de proteínas de membrana altamente propensas a agregação.[39] A conjugação de fármacos hidrofóbicos (por exemplo, Doxorrubicina, Dox) pode reduzir a depuração pelo sistema de fagócitos mononucleares (MPS). Os fagos que exibem DFK, um local de clivagem da catepsina B, foram conjugados com Dox através do acoplamento EDC para níveis de carga de drogas de ≈3500 Dox/phage, para permitir uma dosagem e frequência de administração reduzidas. Além disso, o P3 do fago modificado exibiu o domínio de ligação IgG para ligação ao anticorpo específico do alvo, permitindo o direcionamento e a internalização das células. Uma limitação desta ligação de catepsina é a libertação do fármaco como um aduto Asp, que pode tornar alguns fármacos inactivos.[40] Com base neste método, Belcher e colaboradores modificaram o P3 para o péptido de ligação SPARC e reduziram a carga de Dox para ≈257 Dox/fago. O conjugado fármaco-droga exibiu uma resposta 100 vezes mais potente, com uma seletividade 20 vezes maior para células SPARC-positivas e reduziu a inespecificidade resultante da adesão hidrofóbica às membranas celulares.[41]

Os veículos de entrega foram construídos utilizando fragmentos de fagos, proteínas anfifílicas P8 incorporadas em vesículas, Figura 1-4. A hélice hidrofóbica da P8 insere-se espontaneamente na bicamada lipídica dos lipossomas e orienta-se com o *terminal N* exposto na superfície da vesícula para a orientação celular por péptidos fundidos. O direcionamento para o tumor dos PEGylated-Hposomes carregados com Dox aumentou a citotoxicidade do fármaco.[42-46] Além disso, Petrenko e colaboradores atribuíram o aumento da citotoxicidade à rutura da membrana endossómica, tal como proporcionado pelo P8.[47] Numa variação desta abordagem, foram incorporados péptidos direccionadores de P8 em micelas poliméricas PEGiladas para a administração direccionada do fármaco encapsulado hidrofóbico e de estrutura volumosa, o paclitaxel. Mais uma vez, a utilização de PEG reduz a não especificidade e aumenta o tempo de circulação sanguínea.[43,48]

O encapsulamento de fármacos hidrofóbicos também foi conseguido através da auto-montagem de fagos e polímeros em bloco. Também neste caso, o fago proporciona solubilização e uma grande superfície para modificação específica do alvo. Neste exemplo, o copolímero PCL-P2VP biodegradável de pH baixo forma um núcleo que encapsula o Dox, e o fago forma um invólucro para estes nano-conjuntos esféricos de ≈200 nm de diâmetro. Os fagos foram pré-modificados com ácido fólico através da bioconjugação EDC e sulfo-NHS, permitindo a endocitose mediada pelo recetor de folato nas células alvo. Além disso, a protonação das unidades de piridina no polímero leva à deformação do conjunto e à libertação de Dox dependente do pH. No entanto, o método resulta em partículas de tamanho muito grande, o que poderia torná-las susceptíveis de serem eliminadas por MPS.[49]

Foram concebidos vectores de entrega em várias fases que incluem nanopartículas (NPs) de Si, Au e fago para melhorar a eficiência da carga e a acumulação e entrega no local alvo. Neste método, os componentes auto-montam-se devido a interacções electrostáticas. Por exemplo, as montagens de Au-NP e de fagos que exibem RGD com um potencial zeta global negativo,[50] foram ligadas a Si-NP com uma carga líquida positiva. Além disso, os poros das nanopartículas mesoporosas de Si em forma de disco incluíam NPs secundárias portadoras de carga útil, como pontos quânticos carboxilados ou NPs de óxido de ferro super paramagnético funcionalizado com amina.[51]

Além disso, foram feitos progressos no sentido da utilização de péptidos expostos por fagos para provocar a resposta imunitária desejada e como veículo de vacinas. Esta abordagem é especialmente útil para a apresentação de péptidos pouco imunogénicos, que beneficiam da apresentação multicópia densa do péptido. Para uma descrição pormenorizada deste tópico, remetemos o leitor para a revisão de Scott e colaboradores.[52]

1.2.1 Entrega de nucleótidos

A administração de siRNA para o tratamento do cancro pode ser um desafio devido à instabilidade deste biopolímero em fluidos fisiológicos e à sua incapacidade de se internalizar nas células. Consequentemente, os lipossomas alvo foram modificados para encapsular electrostaticamente o siRNA e o fago P8.[53] O *terminal C de* carga positiva do P8 complexa-se electrostaticamente com o siRNA de carga negativa, formando complexos denominados "nanofagos". Para uma entrega orientada, o *terminal N* foi novamente conjugado com um péptido de orientação celular.[54] A entrega específica aos núcleos foi conseguida através da utilização do complexo lipossoma-transposão, que também incorporou o péptido de localização nuclear. Os vários componentes utilizaram interacções electrostáticas para a montagem.[55] Na mesma linha, o ADN foi incorporado em aglomerados porosos, degradáveis em glutatião, de NPs de sílica e óxido de ferro paramagnético, revestidos com PEI ligado covalentemente a P8 através da reação NHS-EDC. A entrega direccionada é conseguida através da orientação magnética do óxido de ferro, para além do péptido P8.[56] Esta abordagem tem o potencial de combinar a administração de medicamentos com a regeneração de tecidos. Um relatório inicial também descreveu a utilização de partículas infecciosas fagóides para atingir e expressar o gene de interesse no interior da célula.[57] Além disso, a eliminação da cassete de expressão P3 reduziu o tamanho do fagóide, melhorando a eficiência da entrega do gene.[58] Os fagos que contêm uma cassete de transgene eucariótico foram também complexados electrostaticamente com polímeros catiónicos, tais como a poli-D-lisina e o PEI, para uma entrega eficaz de genes.[59]

1.3 O fago como agente antimicrobiano intrínseco e extrínseco

O aumento constante de bactérias multirresistentes leva à necessidade de terapias antimicrobianas alternativas. Os bacteriófagos, especialmente os líticos, podem matar células bacterianas com elevada especificidade e potência. No entanto, a lise das células bacterianas leva à libertação de grandes quantidades de endotoxinas com efeitos secundários indesejáveis. Tendo em conta estes factos, os fagos não-líticos constituem uma alternativa promissora. A remoção do gene da endonuclease de restrição torna o fago incapaz de se replicar, uma propriedade útil para o fago "terapêutico". Além disso, as modificações químicas da superfície do fago com os fármacos atualmente existentes permitem uma maior carga de fármaco combinada com uma administração orientada. Deste modo, obtém-se uma concentração elevada do fármaco no ambiente celular bacteriano, aumentando a potência do fármaco.

Em estudos anteriores, as aminas P8 foram conjugadas com um pró-fármaco de cloranfenicol ativado por NHS em fagos que apresentavam um péptido alvo de *S. aureus* em P3. O pró-fármaco cloranfenicol foi obtido por acoplamento com anidrido glutárico, que estava ativo fora do fago em resultado de proteases baseadas no soro.[60] Numa modificação adicional, a neomicina foi inserida como um ligante hidrofílico que aumenta a solubilidade do aminoglicosídeo, contrariando a hidrofobicidade do fármaco, que pode perturbar a estabilidade do fago em concentrações elevadas. O cloranfenicol ativado por NHS foi primeiro conjugado com o grupo amina da neomicina. Em seguida, o aduto cloranfenicol-neomicina foi conjugado aos grupos carboxílicos P8 através do acoplamento EDC, melhorando a carga do fármaco para quase 10.000 moléculas de cloranfenicol/fago. O complexo fármaco-fago também foi considerado 20.000 vezes mais potente do que o fármaco livre, em oposição à melhoria de 20 vezes obtida sem o ligante.[61] Em estudos com ratos, o complexo cloranfenicol-fago foi considerado não tóxico, com baixa taxa de depuração do sangue, e também gerou uma resposta imunogénica reduzida em comparação com o fago não conjugado.[62] Estes resultados expandem as já clássicas abordagens de infecciosidade de fagos para antibióticos, aproveitando a bancada de trabalho de alta densidade na superfície do fago para a entrega de medicamentos às células.

Os materiais prateados oferecem outra abordagem antibacteriana interessante que minimiza o risco de desenvolvimento de resistência. O glutaraldeído permite a ligação cruzada de fagos para gerar fibras de fagos de diâmetro micrométrico. O fago utilizado foi geneticamente modificado para apresentar um péptido tri-Glu para aumentar a carga negativa na superfície do fago. Esta superfície altamente aniónica ligou iões de prata devido a interacções electrostáticas. Estes fagos prateados demonstram uma ação bactericida rápida a 300 μm da fibra. Estes revestimentos de fagos prateados mantiveram a sua atividade antimicrobiana mesmo em fibras de Kevlar, para utilização em futuros desenvolvimentos de materiais.[63]

1.4 O fago como matriz biomimética para a regeneração de tecidos

Os suportes de regeneração centram-se em imitar a relação inerente entre a célula e a sua matriz extracelular (MEC). Os fagos podem fornecer tanto a estrutura da MEC como as pistas químicas. Por exemplo, as películas líquido-cristalinas compostas por fagos auto-montados podem servir de suporte, fornecendo uma série de propriedades desejáveis, incluindo a forma de bastão longo, a dimensão à escala nanométrica, a monodispersão, as características topográficas, tais como reentrâncias e ranhuras, e a capacidade de fixar ligandos para a adesão e o crescimento das células. Uma das primeiras aplicações consistiu em películas finas de fago alinhadas e auto-montadas. Em seguida, as aminas do fago foram modificadas através da reação com éster NHS funcionalizado com alquino, que foi posteriormente conjugado com péptidos RGD funcionalizados com azida. Os péptidos RGD estão implicados no reconhecimento celular e na ligação mediada por integrinas. A bioconjugação por química de clique ocorre em meios aquosos, à temperatura ambiente, com eficiências tipicamente elevadas, e pode facilmente anexar uma variedade de moléculas derivadas de azida. A abordagem permite uma exposição de alta densidade com algum controlo sobre os níveis do péptido RGD através das condições de bioconjugação. A abordagem melhora a adesão e o crescimento das células na superfície destas películas de fagos, tal como observado nas células NIH3T3.[64]

Num estudo relacionado, a apresentação de alta densidade de péptidos de adesão celular aplicou a seleção de ligantes de péptidos a sequências RGD ou IKVAV. Estes seleccionadores apresentaram os péptidos de adesão celular em cada cópia de P8 e foram utilizados para compor uma matriz fibrilar 3D baseada em fagos para o crescimento de células progenitoras neurais.[65] Num estudo subsequente, foram obtidas películas bidimensionais submetendo o fago modificado com RGD a uma força de cisalhamento que proporcionou uma orientação de longo alcance para o crescimento celular.[66] Para além das pistas químicas para a adesão dos tecidos fornecidas pelo fago com RGD, a apresentação da sequência HPQ (péptido semelhante à biotina) do ligante de estreptavidina permite a conjugação densa de grandes factores de crescimento, como o FGFb e o NGF, que fornecem pistas bioquímicas para a diferenciação das células progenitoras neurais.[67]

A ligação baseada em cargas à superfície do fago é uma modificação simples que requer pouco processamento ou reagentes adicionais, Figura 1-4. Lee e colaboradores depositaram películas de fagos em lâminas de vidro revestidas a ouro para caraterizar melhor a proliferação celular. Como plataforma de laboratório numa pastilha, as lâminas foram primeiro revestidas com cisteamina de carga positiva, permitindo o empilhamento em camadas carregadas de fagos de carga negativa. Em seguida, o crescimento das células NIH3T3 foi monitorizado utilizando a espetroscopia SPR. A proliferação celular correlacionou-se diretamente com a concentração do fator de crescimento, demonstrando a importância de uma bioconjugação densa na superfície do fago. Os fagos permitem de forma única essa densidade, que também será explorada em aplicações de administração de medicamentos.[68] Numa extensão adicional desta abordagem, as técnicas de microfabricação em substratos de ouro permitiram a modelação com fagos em películas de cisteamina.[69] Além disso, a geração de matrizes tridimensionais de fagos foi conseguida através da estabilização eletrostática com polímeros catiónicos. As matrizes estabilizadas com poli-L-lisina e quitosana apresentaram >90% de sobrevivência celular.[70]

A terapia de regeneração óssea também avançou através da aplicação de fagos modificados. As características bioquímicas e topográficas da matriz gerada artificialmente afectam a proliferação e a diferenciação celular. Um péptido DGEA derivado do colagénio apresentado no fago serviu para induzir a resposta celular desejada. As células MC3T3 exibiram uma morfologia de crescimento significativa, para além da expressão causada pelo DGEA de proteínas do citoesqueleto, como a actina e o colagénio.[71] Do mesmo modo, Mao e colaboradores criaram uma ECM artificial bidimensional através da auto-montagem camada a camada (LBL) do fago e da poli-L-lisina. A inerente elevada anionicidade do fago permitiu a formação destas películas sem necessidade de modificações adicionais, e também se montaram como cristas paralelas. Uma mistura de fagos com RGD ou PHSRN (local de sinergia do RGD), que promove a adesão celular baseada no RGD, foi utilizada para induzir a diferenciação de células estaminais mesenquimais,[72] e células estaminais pluripotentes induzidas (iPSCs).[73]

Num desenvolvimento crucial e num artigo de seguimento, Mao e colaboradores criaram uma matriz activada por vírus para a reparação óssea, que requer tanto a angiogénese como a osteogénese. Os poros de um suporte ósseo impresso em 3D foram preenchidos com uma matriz composta por fagos. Mais uma vez, a carga negativa do fago foi utilizada para a formação da matriz através da estabilização com quitosana. A matriz foi então implantada num defeito ósseo, onde o RGD-fago induziu a formação de novo osso através da angiogénese e da diferenciação de células estaminais mesenquimais.[74]

1.5 Fago modificado para deteção

A deteção precoce e eficaz de marcadores relacionados com a doença, quer se trate de proteínas ou de células inteiras, é fundamental para um prognóstico favorável e para a evolução dos doentes. Para além dos parâmetros necessários para uma deteção bem sucedida, o método deve ter um tempo de execução rápido e uma preparação de amostras muito reduzida, para que possa ser desenvolvido com êxito num teste clínico ou num sistema de diagnóstico no local de prestação de cuidados. Os fagos fornecem estruturas para a exposição de ligandos e superfícies altamente versáteis para modificação posterior com duas ou mais moléculas diferentes. Além disso, é possível obter leituras melhoradas através da funcionalização de várias cópias do grande número de proteínas de revestimento P8.

Os ensaios de fluxo lateral (LFA) são uma forma rápida e facilmente comercializável de diagnóstico no local de prestação de cuidados (POC), desde que sejam abordadas questões fundamentais. Por exemplo, os LFA são notoriamente pobres na deteção de vírus devido ao facto de o seu limite de deteção (LOD) se situar fora do intervalo clinicamente relevante. As partículas de fago duplamente modificadas estão a ser utilizadas para aumentar a sensibilidade dos LFAs. As proteínas de revestimento P3 foram geneticamente modificadas com a etiqueta peptídica SamAvi, que pode ser biotinilada utilizando a enzima birA. Em seguida, o anticorpo de deteção biotinilado, que se liga ao alvo, foi conjugado à biotina-fago através da neutravidina. Adicionalmente, as proteínas do revestimento do P8 foram modificadas para melhorar a visualização da leitura do LFA. Primeiro, o reagente de Traut funcionalizou as aminas P8 com um tiol livre. Em seguida, o tiol foi conjugado com a enzima peroxidase de rábano (HRP) funcionalizada com maleimida. Esta abordagem requer a adição de TMB como substrato para a HRP, pelo que a deteção não é isenta de reagentes. No entanto, o estudo forneceu um limite de deteção de 10^4 pfu/mL para os vírus MS2.[75] Posteriormente, foi observado um LOD 100 vezes inferior diretamente em comparação com as nanopartículas de Au convencionais para norovírus, especificamente partículas semelhantes ao vírus Norwalk.[76] Num estudo subsequente, o anticorpo de deteção foi substituído por um aptâmero ligado a P3 através de um ligante PEG biotinilado e neutravidina, como anteriormente.[77] A combinação de aptâmeros e péptidos exibidos por fagos poderá permitir bibliotecas mais diversificadas e novas selecções.

A fluorescência combinada com objectos limitados pela difração, como os fagos, resolve a falta de quantitatividade associada aos LFAs. Por exemplo, as equipas de investigação de Willson e Conrad conceberam fagos marcados com corantes fluorescentes, permitindo a utilização de processamento automático de imagens e a contagem direta, o que contribui para a quantificação.[78] Como descrito acima, os P3 foram funcionalizados com anticorpos de deteção, enquanto as aminas P8 foram conjugadas com o éster succinimidílico do Alexa Fluor 555. Esta abordagem elimina a necessidade de adição de substratos HRP. O sistema forneceu um LOD de 10^4 pfu/mL. No entanto, a gama dinâmica limitada resultou em saturação a 100 pfu/strip. Deixando de lado a necessidade de ótica sofisticada, estabilidade e fotobranqueamento de corantes fluorogénicos, a abordagem ilustra a conjugação dupla com fago para deteção sensível de vírus.

Os testes de células tumorais circulantes (CTC) prometem identificar células metastáticas para distinguir a agressividade do cancro e monitorizar o curso da doença. Em particular, a sensibilidade, a especificidade e a viabilidade celular para a análise da heterogeneidade tumoral continuam a ser os principais desafios por resolver. Os fagos M13 poderiam resolver estes problemas, uma vez que oferecem uma funcionalização multiponto. No entanto, é necessário eliminar a ligação não específica entre os vírus e a multiplicidade de receptores de superfície celular. Para atingir este objetivo, gerámos vírus modificados com várias arquitecturas de PEG e ligandos PEGilados para a deteção de células de cancro da próstata.[79] Os ligandos PEG ou PEGilados foram funcionalizados com azidas ou maleimidas e conjugados com "invólucros" peptídicos de oligolisina de fago (Lysi4) funcionalizados com funcionalidades alquina ou tiol, Figura 1-4. Nestas experiências, o PEG contribui com múltiplas funções essenciais. Em primeiro lugar, o PEG interrompe a adesão não específica, um papel convencional do PEG. Em segundo lugar, o PEG espaça os múltiplos ligandos para controlar a configuração espacial relativa para uma ligação óptima baseada na avidez. Em terceiro lugar, o PEG foi utilizado para ancorar ligandos não codificados geneticamente no fago. A flexibilidade e a versatilidade do PEG foram necessárias nestas funções, mas a ligação em duas fases através de invólucros foi necessária para evitar o encapsulamento do péptido de oligolisina pelo PEG. Os invólucros de oligolisina utilizam a elevada carga negativa presente na superfície do fago para se ligarem electrostaticamente ao fago. Os polímeros PEG proporcionam uma redução de ≈80% na ligação inespecífica, e os ligandos ligam-se seletivamente e capturam, a partir da solução, células LNCaP PSMA-positivas.[79] Planeamos incorporar estes vírus PEGylated em biossensores baseados em película para a deteção sensível de células.

Noutro estudo que utilizou fago PEGilado, os anticorpos anti-Her2 foram conjugados com aminas P8 utilizando um ligante NHS de 6 braços-PEG15K-. A técnica permitiu a colocação de ≈150 anticorpos por partícula de fago. Os fagos foram também ligados a partículas magnéticas conjugadas com anticorpo anti-P3. Com 250 células-alvo misturadas com leucócitos (4×10^6 células/mL), o grupo alcançou uma eficiência de captura sem precedentes >90%, com 80% de pureza e >85% de viabilidade celular. A pureza da captura caiu para 40% quando o número de células-alvo caiu para 25 na mistura. Notavelmente, a captura não específica não foi observada.[80]

Para a deteção de analitos a baixas concentrações, a SERS constitui uma técnica sensível de aquisição de sinais de dispersão Raman de moléculas adsorvidas à superfície. O aumento do sinal é obtido através da incorporação de nanopartículas de metais nobres Au ou Ag. Pasqualini, Arap e colaboradores atribuem a montagem do fago num hidrogel a partir de uma solução coloidal de Au, através da carga positiva líquida da proteína de revestimento P8 (pI 9.4).[50] No entanto, nas suas condições (pH 7,0 e imidazol), os tióis das cadeias laterais de cisteína são susceptíveis de formar ligações Au-S no hidrogel. Essas cisteínas estão presentes através de incorporação incorrecta.[81] No hidrogel, os péptidos apresentados por fagos têm como alvo as integrinas α_v em células de melanoma. Os níveis de imidazol utilizados para a formação do hidrogel regulam a internalização ou a localização do material na superfície das células. A abordagem foi avançada através da conceção de conjuntos de nanopartículas de Ag e fagos com base em interacções electrostáticas sem imidazol. O péptido P8 foi selecionado pela sua afinidade com as células do linfoma U937, e a bioconjugação com isotiocianato de fluoresceína permitiu a obtenção de imagens in vitro. A ligação do fago às células gerou uma mudança distinta nos picos de Raman, que beneficia do facto de as nanopartículas de Ag proporcionarem um rácio sinal/ruído muito mais elevado. Neste ensaio, as células foram imobilizadas para deteção, pelo que a eficiência e a sensibilidade da captura requerem um maior desenvolvimento.[82]

Noutra abordagem interessante, Cha e colaboradores fosfinestabilizaram nanopartículas de Au agregadas em fagos tiolados para fornecer um indicador ótico de ligação a antigénios. Os fagos que apresentavam um ligando peptídico para IgG foram tiolados por conjugação covalente com cisteamina utilizando o reagente EDC formador de amida. Em seguida, os fagos ligados à biotina-IgG foram concentrados numa superfície modificada com estreptavidina. A adição de nanopartículas de Au, levando à sua agregação na superfície do fago, gerou um desvio para o vermelho, que foi visualmente detetável a concentrações de 100 fmol de biotina-IgG.[83] Para quantificar a concentração de biotina-IgG, os fagos tiolados foram em seguida conjugados com ADN funcionalizado com maleimida com a sequência de A_{30}. Os tióis foram introduzidos por reação com N- succinimidil 3-[2-piridilditio]-propionato (SPDP). Em seguida, os fagos capturados foram detectados utilizando nanopartículas de Au complementares modificadas com T_{15}. Subsequentemente, as NPs DNA-Au foram eluídas com T_{30} -DNA para produzir um resultado quantitativo com LOD de 25 fmole.[84] No fago longo, as ligações cruzadas inter e intramoleculares constituem um desafio para esta abordagem.

Para melhorar ainda mais a seletividade da conjugação, Cha e colaboradores derivaram o fago de ligação à IgG com grupos aldeídos. As aminas P8 foram primeiro reagidas com succinimidil 4-formilbenzoato para introduzir uma funcionalidade de aldeído. Esta funcionalidade pode proporcionar uma conjugação mais fiável com o ADN desativado por hidrazina. Em paralelo, as NPs Au foram modificadas para não só se ligarem ao fago, mas também gerarem um sinal SERS. As NPs Au modificadas com Ag e com ADN complementar também transportam Cy3. Conseguiu-se um aumento adicional do sinal SERS através da introdução de camadas adicionais destas NPs activas SERS no mesmo fago ligado a IgG. Nestas aplicações, o fago constitui um ponto de referência ideal para a conjugação com múltiplas entidades, o que conduz a um aumento do rácio sinal/ruído.[85]

Fluoróforos como o Alexa Fluor, conjugados com aminas P8, foram também utilizados por Belcher e colaboradores para a deteção e imagiologia de células bacterianas. As proteínas P3 foram geneticamente modificadas para apresentar BAP (Biotin Acceptor Peptide), que após biotinilação se liga a um anticorpo modificado com estreptavidina para *S. aureus*. Como era de esperar, os fagos, devido à sua ligação inerente às células F-positivas, detectaram essas estirpes de *E. coli* sem necessidade de modificação adicional com anticorpo. A deteção e a imagiologia também foram efectuadas in vivo, embora, para um tratamento eficaz com antibióticos, a especificidade da deteção da estirpe bacteriana fosse crucial.[86]

1.1.1 O fago como unidade de reconhecimento biológico em biossensores

Tradicionalmente, os anticorpos têm sido utilizados para o reconhecimento biológico em biossensores. Mas os anticorpos têm limitações, como o elevado custo de produção, e requerem um alvo antigénico. Os fagos podem constituir uma alternativa rentável e facilmente modificável aos anticorpos, além de poderem ser utilizados para a deteção sem rótulos. Foi descrito um grande número de abordagens para a incorporação de fagos em biossensores. A classificação geral das abordagens como incorporação covalente ou não covalente de fagos revela as principais tendências.

Por exemplo, superfícies de pastilhas de nitreto de silício modificadas covalentemente para deteção potenciométrica endereçável à luz da linha de células cancerígenas MDAMB231. A superfície da pastilha foi primeiro tratada com APTES para gerar aminas livres, que foram depois convertidas em aldeídos utilizando glutaraldeído. Em seguida, as P8-aminas reagiram com a superfície para formar iminas. Tal como a maioria destas abordagens, a superfície do chip necessitou de ser bloqueada com albumina de soro bovino para evitar a geração de sinais não específicos. Este método revelou-se útil para a deteção de grandes partículas, como as células, mas ineficaz para a deteção de biomoléculas mais pequenas. Mais uma vez, as aminas P8 servem como um manipulador facilmente modificável para a incorporação e imobilização de fagos.[87]

De igual modo, desenvolvemos biossensores com fagos ligados

covalentemente à superfície do ouro. Em primeiro lugar, a superfície de ouro foi modificada com éster tióctico NHS, dando origem a uma monocamada auto-montada (SAM) ligada a tiol-ouro. Em seguida, as aminas P8 reagiram com o éster NHS ativado, fornecendo os eléctrodos de vírus. Após a ligação do analito, a espetroscopia de impedância eletroquímica forneceu uma leitura correspondente como um aumento da impedância.[88,89] Obteve-se um LOD de 120 nM para o antigénio de membrana específico da próstata (PSMA) através do reconhecimento por ligandos peptídicos representados por fagos. Apesar da facilidade de deteção, a baixa relação sinal-ruído e a sensibilidade da deteção continuaram a ser questões fundamentais, exigindo também a passivação da superfície de ouro não modificada através do bloqueio com proteínas adicionais, como a BSA.[88] Num estudo subsequente, a abordagem foi utilizada em conjunto com uma microbalança de cristais de quartzo, proporcionando um LOD de 7nM para o anticorpo anti-M13.[90]

A incorporação não covalente de fagos em biossensores depende invariavelmente da carga superficial dos fagos. A maior vantagem da utilização deste método, para além da necessidade de poucos ou nenhuns reagentes químicos, é a capacidade de afinação da película resultante. Em geral, a carga superficial e a espessura podem ser facilmente modificadas. Mao e colaboradores modificaram a carga da superfície do fago para gerar uma superfície policatiónica através da exposição de quatro resíduos de arginina. Em seguida, a montagem LBL foi utilizada para gerar películas alternadas desses vírus e nanopartículas de Au carregadas negativamente, simplesmente por imersão na solução. As películas de nanocompósitos resultantes apresentaram um espetro SPR único, que respondia à humidade ambiental devido ao seu efeito no espaçamento entre as nanopartículas.[91]

Para melhorar a sensibilidade do dispositivo, passámos a utilizar a imobilização não covalente do fago em películas condutoras de eletricidade. As películas compostas são depositadas na superfície de um elétrodo de ouro plano constituído por um polímero orgânico condutor PEDOT (poli-3,4-etilenodioxitiofeno), no qual as partículas de vírus são incorporadas durante a polimerização. O PEDOT em solução de perclorato sofre uma reação de oxidação que resulta num polímero com carga positiva dopado com p. Estas unidades de PEDOT associam-se ao fago carregado negativamente como contra-íon durante a deposição em ouro. Os nanofios de PEDOT sintetizados através da eletrodeposição de nanofios com padrão litográfico obtiveram um LOD de ≈20 nM para o anticorpo anti-M13.[92] O método foi alargado à deteção de PSMA e forneceu um LOD de 66 nM em urina sintética.[93] Esta abordagem de deteção não requer a adição de espécies repórteres redox, nem a passivação da superfície de ouro para evitar a inespecificidade, embora tenha sido necessária a preparação da superfície de ouro com PEDOT antes do plaqueamento do Virus-PEDOT. Esta técnica parece bloquear a ligação não específica devido à cobertura completa da superfície de ouro com PEDOT.

A arquitetura dos dispositivos desempenha provavelmente um papel crucial na sensibilidade do dispositivo. Por exemplo, uma abordagem modificada depositou o compósito vírus-PEDOT sob a forma de películas na superfície de um elétrodo de ouro plano, sem necessidade de preparar o elétrodo de ouro com PEDOT, ao contrário da síntese anterior de vírus-PEDOT em nanofios.[94,95] Em contraste com os estudos acima mencionados, as películas de vírus-PEDOT podem ser geradas e o analito detectado em cerca de uma hora, em comparação com o tempo de trabalho de mais de 24 horas para abordagens baseadas em SAM. Além disso, sem otimização, esta abordagem forneceu um LOD de 6 nM para o anticorpo anti-M13. Este método fornece um LOD inferior para o anticorpo, uma vez que cada fago apresenta ≈2700 epítopos para ligação ao anticorpo. O desafio restante nesta fase era a sensibilidade necessária para a deteção de biomarcadores do cancro.[94]

Num estudo subsequente, desenvolvemos o conceito de "envolvimento do fago" para aumentar a densidade dos ligandos presentes na superfície do fago, a fim de aumentar a sensibilidade através da avidez e do modo de ligação bidentado. Um ligando para PSMA foi geneticamente apresentado através do sistema fagoide, enquanto o segundo ligando peptídico foi conjugado a um peptídeo de oligolisina (Lys$_{14}$). O envolvimento do fago maximiza o número de ligandos no fago para uma ligação sinérgica bidentada ao PSMA, Figura 1-4. Como a carga negativa do fago é necessária tanto para a incorporação no PEDOT como para o seu envolvimento, os filmes de fago PEDOT foram primeiro sintetizados e depois envolvidos com ligandos adicionais. Esta estratégia permitiu-nos detetar PSMA a concentrações de 100 pM em urina sintética com uma osmolalidade de 516,2 mθsm/kg.[96,97] A técnica está atualmente a ser desenvolvida para um dispositivo de deteção no local de tratamento.

Os imunosensores electroquímicos baseados em fagos foram também aplicados na deteção de pequenas moléculas, como o herbicida atrizina, que são convencionalmente detectadas através de ensaios competitivos com baixa sensibilidade. Neste relatório, o peptídeo de exibição de fagos reconhece especificamente o complexo anticorpo de captura de atrazina em esferas magnéticas. Em seguida, o anticorpo antiMIS conjugado com HRP ligado ao fago catalisa a conversão de pirocatecol em benzoquinona, que pode ser analisada por cronoamperometria.[98] Neste exemplo, o fago fornece o suporte ideal para a imobilização das várias moléculas envolvidas no ensaio.

Para além das aplicações habituais dos péptidos representados por fagos em biossensores, foram também concebidos sensores colorimétricos denominados "tornassol de fagos" para a deteção sensível de produtos químicos. Lee e colaboradores demonstram a utilização da montagem autotemplada de péptidos de ligação ao trinitrotolueno apresentados em fagos, para gerar feixes que sofrem alterações estruturais na ligação ao analito, proporcionando um LOD de 300 ppb.[99] Assim, este exemplo aproveita a montagem autotemplada de fagos e a estrutura resultante para uma nova modalidade de deteção.

1.6 O fago como modelo biológico para o design de materiais

A montagem precisa de blocos de construção à escala nanométrica para a geração de estruturas complexas em dispositivos ou materiais ópticos, electrónicos e magnéticos é frequentemente crítica para as funções resultantes dos materiais inteligentes. As principais características desses materiais incluem tamanho e formas monodispersas, com a composição e estrutura desejadas, para além de um fabrico económico e escalável. Mais recentemente, os esforços têm sido direccionados para a utilização de moléculas orgânicas e biológicas para a montagem estruturada. Os fagos, de natureza anisotrópica, com tamanho e forma relativamente monodispersos, proporcionam uma superfície facilmente funcionalizável para a produção de tais materiais. Os fagos também apresentam um eixo de simetria quíntuplo ao longo do seu comprimento, e os péptidos apresentados nos fagos com taxas de incorporação de 20% estarão separados por ≈3 nm.[100] Além disso, a tendência dos fagos para se auto-organizarem em ordens de longo alcance, como estruturas cristalinas líquidas, pode proporcionar vantagens adicionais para algumas aplicações.

ID-Micro e nano fibras de fagos com elevadas relações superfície/volume podem ser geradas através de electrospinning com reticulação de glutaraldeído. Belcher e colaboradores demonstraram a geração de fibras compósitas vírus-PVP (polivinilpirrolidona, um material altamente solúvel em água) com morfologias ordenadas nemáticas.[101] As fibras funcionais baseadas em fagos foram obtidas através da conjugação de carboxilatos P8 com pontos quânticos de seleneto de cádmio funcionalizados com amina antes da electrospinning.[102] Foram também desenvolvidas fibras de fago prateadas e revestimentos em fibras de Kevlar através de interacções electrostáticas e ligações cruzadas.[63] A carga superficial do fago pode também ser obtida através da reação das aminas P8 com anidrido glutárico, fornecendo múltiplos resíduos de ácido carboxílico. Esta superfície altamente aniónica adere à polianilina, na presença de estireno poli-sulfonado, para gerar fibras compostas altamente condutoras.[103]

A hibridação de cadeias de ADN ligadas ao fago pode ditar geometrias específicas e, por conseguinte, propriedades dos materiais resultantes. A versatilidade da superfície do fago pode proporcionar locais de fixação específicos em ambos os terminais para modificação do ADN, o que, por sua vez, permite uma ligação reversível. As cadeias de ADN tiolado foram conjugadas com P3 ou P9 através de substratos funcionalizados com maleimida para reacções de bioconjugação mediadas por sortase. O método permitiu a ligação sequencial de três tipos diferentes de fagos na ordem desejada.[104]

A montagem bidimensional de vírus foi também conseguida para a nucleação de NP e outros fins. As multicamadas de polielectrólitos com cargas opostas, polietilenoimina linear (LPEI) e ácido poliacrílico (PAA), apresentam uma interdifusão caraterística entre camadas. Uma camada de fago em gota compete com o PAA na ligação ao LPEI. A maior afinidade do PAA pelo LPEI força o fago em direção à superfície e resulta na formação de uma monocamada de fago altamente ordenada.[105] Estas pilhas ensanduichadas de LBL montadas em LEPI-PAA podem ser modeladas utilizando uma abordagem de moldagem assistida por capilares.[106] Estas montagens LBL de fagos também foram geradas em folhas de óxido de grafeno funcionalizadas com carboxilato. O peptídeo P3 com afinidade para as funcionalidades de carboxilato do óxido de grafeno orienta o fago, e a força de cisalhamento externa proporciona o alinhamento. O empilhamento destas camadas gera membranas nanométricas ultrafinas com tamanhos de poros altamente selectivos, adequadas para aplicações de tratamento de água.[107]

1.6.1 Nucleação inorgânica

Em estudos anteriores, os péptidos que se ligam a semicondutores com a seletividade necessária para reconhecer a composição cristalina e as faces cristalinas foram obtidos através de bibliotecas de fagos. Este trabalho lança as bases para a utilização de materiais orgânicos na montagem estrutural de materiais inorgânicos.[108] Do mesmo modo, os péptidos exibidos por fagos foram seleccionados para reconhecer cristais de ZnS, alinhamento direto e nucleação em estruturas em camadas esméticas 3D,[109] e pontos quânticos e nanofios altamente condutores,[110,111] e também nanopartículas superparamagnéticas.[112]

Também foram criados materiais multicompostos através da utilização da superfície polianiónica do fago. Metais como Rh, Pd, Ru complexam-se para formar espécies catiónicas em soluções aquosas. Tais materiais podem nuclear-se na superfície do fago. Estas nanopartículas agregadas permanecem ancoradas na superfície após a redução com borohidreto de sódio. Para materiais bifuncionais, as proteínas P3 foram geneticamente modificadas para se ligarem a $Fe\ O_{34}$ para separação magnética. Uma das principais limitações desta abordagem é a incapacidade de nucleação de metais como o Au e a Pt, que normalmente formam espécies aniónicas em soluções.[113]

A superfície do fago polianiónico foi também utilizada para biomimizar a composição e orientação de minerais cristalizados para o fabrico de materiais semelhantes a ossos. O maior desafio nesta área é a falta de controlo preciso sobre a organização 1D. Mao e colaboradores carregaram Ca^{2+} no fago para gerar feixes de fago mantidos juntos por interacções electrostáticas. Além disso, a superfície helicoidal quiral do fago permite o alinhamento preciso do Ca^{2+} para a nucleação e cristalização da hidroxiapatite.[114] A arquitetura hierárquica das fibrilas, semelhante à ECM do osso, foi ainda obtida através da combinação de colagénio com um aumento da anionicidade do fago através da apresentação do fagóide Glu_8 .[115] O desenvolvimento de tais biomateriais que imitam a MEC óssea poderá permitir a terapia de regeneração óssea, especialmente em combinação com a reparação óssea, tal como referido na secção 1.4. Noutro exemplo, as películas de fagos tratadas com uma solução precursora de apatite forneceram um modelo para a biomineralização, levando à formação de compósitos semelhantes ao esmalte dentário.[116]

As estruturas mesoporosas de Si têm aplicações muito variadas, incluindo catálise, adsorventes e agentes de administração de medicamentos. No entanto, a geração de estruturas altamente ordenadas é um grande desafio. Além disso, a forma, o tamanho e a morfologia dos poros podem determinar a incorporação de materiais funcionais, como o Au, que actua como catalisador heterogéneo. Os fagos monodispersos servem de modelo ideal, fornecendo redes de poros ordenadas, e de base para a introdução de uma variedade de manipulações químicas para posterior modificação ou nucleação de metais. Mao e colaboradores utilizaram a carga superficial do fago para ancorar APTES, que actua como um núcleo para a policondensação de TEOS, levando à formação de SiO_2 . Os autores examinaram ainda o efeito nas estruturas dos poros com cargas variáveis na superfície do fago.[117] Campero e colaboradores aplicaram o fago reagido com N-succinimidil S-acetiltioacetato ou N-succinimidil S-acetiltiopropionato para exibir tióis que fornecem sítios de nucleação para a formação de NPs metálicas. As NPs Au assim incorporadas eram cataliticamente activas e permitiam o livre fluxo de moléculas devido à incrustação nas paredes após a calcinação.[118] Os fagos podem, assim, atuar como espaçadores temporários removidos através de tratamento a alta temperatura.

Os nanofios catalíticos compostos inteiramente por metais nobres aumentam o custo da sua preparação. Como resultado, os nanofios de metais nobres foram sintetizados com materiais compósitos. Mais uma vez, os fagos que exibem um péptido com afinidade para Au fornecem abordagens poderosas para o fabrico de nanofios. Os nanofios foram alargados para desenvolver nanofios de Au-Pt. O sistema composto de metais nobres proporcionou uma maior atividade catalítica.[119]

1.6.2 Pilhas de vírus

Numa aplicação pouco intuitiva, os vírus têm sido utilizados para conceber nanoestruturas para armazenamento e conversão de energia. Foi utilizada uma variedade de materiais e técnicas para construir baterias dimensionalmente pequenas. Os materiais nanoestruturados têm o potencial de melhorar as baterias secundárias (recarregáveis) devido ao seu tamanho monodisperso e organização hierárquica. Num estudo inicial, os vírus duplamente modificados permitiram a geração de nanofios cristalinos e uniformemente compactados de $Co\ O_{34}$, dispersos com Au. Este elétrodo proporcionou um maior armazenamento reversível em comparação com o ânodo de grafite convencional utilizado nas baterias de iões de lítio.[120] Além disso, a colocação destas camadas de fagos de $Co\ O_{34}$ contempladas por vírus na montagem LBL do sistema de polielectrólito de estado sólido LPEI-PAA melhorou ainda mais o desempenho eletroquímico.[121] Mais uma vez, a capacidade do fago para formar estruturas altamente organizadas e nucleação de materiais na sua superfície permite tais aplicações.

O aumento da condutividade eletrónica de materiais activos como o fosfato de ferro foi indiretamente conseguido através da conjugação de fagos. O fago que nucleia o fosfato de ferro e é conjugado com SWNT serve como cátodo sem qualquer efeito aparente na retenção da capacidade até 50 ciclos.[122] A substituição de ID-SWNT por grafeno 2D em cátodos baseados em fagos aumenta a capacidade específica da bateria.[123] Além disso, os SWNT revestidos com polianilina proporcionam materiais com elevada condutividade eléctrica. Em primeiro lugar, a ligação de fagos a SWNTs através de um péptido apresentado foi reticulada com glutaraldeído para gerar uma estrutura de hidrogel. Em seguida, foi sintetizada uma película porosa de polianilina sobre o hidrogel. O fago fornece a base ideal para uma área de contacto uniforme e densa entre os SWNTs e a polianilina, conduzindo a uma elevada capacidade específica. Além disso, o fago elimina a necessidade de agentes solubilizantes para materiais que, de outra forma, seriam propensos à agregação.[124] Noutra variação, o fago que nucleia diferentes composições de óxidos de metais de transição (Co, Mn) proporcionou capacidades específicas mais de duas vezes superiores.[125]

As células de combustível de metanol oferecem múltiplas vantagens, mas o custo dos eléctrodos de metais nobres impede a sua comercialização. Os fagos modificados seletivamente para nuclearem ou conjugarem NPs Au/Ag/Pt podem reduzir consideravelmente o custo com electroactividades numa gama semelhante à dos materiais convencionais. Primeiro, as aminas P8 foram reagidas com NHS-acetiltiopropionato seguido de cloridrato de hidroxilamina para gerar fagos tiolados. Em seguida, os tióis permitiram tanto a conjugação selectiva de NPs pré-formadas como a nucleação de metais a partir da solução, levando à formação de NP.[126]

O fago, para além das características acima descritas, também apresenta propriedades piezoeléctricas devido à ausência de um centro de inversão. As proteínas do revestimento P8 têm um dipolo inerente do terminal *N* a *C*, com um eixo de simetria quíntuplo que permite a polarização e a geração de piezoeletricidade.[127] As capacidades de captação de energia foram ainda melhoradas com a formação de nanocristais de material piezoelétrico estruturado em perovskite, $BaTiO_3$ no fago através da nucleação de bário com base na carga.[128]

1.6.3 Materiais fotossensíveis

O desenvolvimento de sistemas de captação de luz exige uma transferência eficiente de electrões e de energia para o centro de reação. O fago à escala subnanométrica foi aplicado para permitir uma estruturação de precisão à escala nanométrica para aumentar o fluxo de excitões, a transferência de energia sem transferência de carga. Além disso, a modificação das aminas N-terminal e da cadeia lateral Lys na proteína de revestimento P8 resulta na formação de pares FRET com distâncias médias de <2,5 nm. Para a fotossíntese artificial, estas aminas P8 foram acopladas aos complexos Zn-porfirina modificados com carboxilato através da utilização de NHS-EDC. Este fago de Zn-porfirina apresentou uma banda Soret intensa, mas larga, a 406 nm; a amplitude pode resultar de uma estrutura P8 alterada devido a interacções de empilhamento aromático Trp-porfirina, que conduzem a diferentes estados excitados. Além disso, a migração de éxciton através de FRET foi verificada através de espetroscopia de absorção transiente por bomba-sonda.[129] Esta capacidade de migração de éxciton do fago covalentemente modificado foi aplicada à formação de fotoânodo baseado em nanofios para células solares sensibilizadas por corantes. Para este material, foi utilizada a anatase para transportar eficazmente os electrões. Este método aproveitou a capacidade de nucleação dos filmes de fagos, permitindo a deposição de $TiCl_4$ antes da conversão em anatase. Os fagos foram primeiro reticulados com glutarldeído ou EDC para obter um material estável do tipo hidrogel. A hidrólise a 80° C e o recozimento a alta temperatura a 450 oc destas películas convertem o TiCl$_4$ amorfo em TiO$_2$ cristalino (anatase), o que melhora a recolha de electrões. Além disso, o fago pode ligar NPs Au antes do revestimento de anatase para uma absorção ótica eficiente.[130,131]

A conjugação de compostos de azoto a biomoléculas pode conferir fotoresponsividade com reversibilidade. No entanto, tais modificações ainda não foram alargadas a materiais com uma arquitetura dimensional mais elevada. A formação por fagos de estruturas auto-montadas mais ordenadas poderia potencialmente resolver este desafio. Para atingir este objetivo, os fagos foram geneticamente modificados para apresentarem Tyr em P8, que foram depois convertidos em compostos azo por diazotização com anilinas p-substituídas. O complexo azo-fago resultante retém a isomerização cis-trans foto-comutável da funcionalidade azo.[132] Esta isomerização foto-comutável foi também utilizada para desenvolver ligandos sensíveis à luz utilizando uma biblioteca limitada por dissulfureto. A funcionalidade azo foi introduzida através da redução de dissulfureto seguida de reação com 3,3'- bis(sulfonato)-4,4' - bis(cloroacetamido)azobenzeno.[133]

Foram também desenvolvidos fotossensibilizadores baseados em fagos para a terapia fotodinâmica. As aminas terminais dos fagos foram conjugadas com o fotossensibilizador, o ácido 9-etenil-14-etil-4,6,13,18-tetrametil-20-oxo-3-forbina-propanoico. Além disso, para conseguir uma localização selectiva, o P8 apresentou péptidos com afinidade para as células cancerígenas alvo. A iluminação com luz a 658 nm gerou espécies citotóxicas de oxigénio singlete.[134]

1.7 Para além das selecções tradicionais

Foram também aplicadas modificações químicas para aumentar o âmbito das selecções baseadas na exposição de fagos. Por exemplo, os ligandos de glicopeptídeos a lectinas como a concanavalina A também foram obtidos utilizando fagos com modificações genéticas e químicas. Derda e colaboradores conjugaram uma biblioteca P3 com manose. O Ser do terminal *N* foi primeiro convertido em aldeído (Figura 1-2) e depois reagiu com manose funcionalizada com aminooxi.[135,136] Noutra abordagem, uma biblioteca P3 que continha uma Cys livre foi conjugada com manose através da formação de uma ligação dissulfureto, utilizando 2-(3-nitropiridil dissulfureto de etilo)-Imanopiranosido.[137] Estes métodos apresentam uma forma alternativa de modo de ligação sinérgica obtida através da utilização de fagos. Além disso, foram também efectuadas selecções baseadas em ligações sinérgicas com uma biblioteca de péptidos contendo Cys, conjugada com um ligando funcionalizado com maleimida pré-determinado. A abordagem proporcionou um sistema de ligandos alargado de afinidade muito mais elevada.[138] Foram também geradas bibliotecas de péptidos cíclicos em proteínas P3 de fagos. Em primeiro lugar, a biblioteca de péptidos contendo três Cys reactivos é apresentada geneticamente. Em seguida, a ciclização é conseguida através da reação com tris-(bromometil)benzeno, fornecendo dois loops peptídicos (Figura 1-3).[13s]

CONCLUSÕES

Tal como aqui resumido, os fagos constituem uma base de referência extremamente flexível para a inclusão de uma vasta gama de funcionalidades úteis. Tais funcionalidades e modalidades múltiplas na superfície do fago resultam de uma combinação de modificações químicas e genéticas. No futuro, os exemplos combinarão e alargarão essas modificações de forma sinérgica e inovadora. Por exemplo, imaginamos aplicações com flotilhas de vírus modificados que proporcionam direcionamento, imagiologia, morte de células, entrega de genes e funcionalidades de regeneração de tecidos para diagnóstico e tratamento de doentes específicos. Até à data, os exemplos aqui descritos referem a cooperatividade para, no máximo, duas dessas funções, mas os vírus multifuncionais poderiam melhorar drasticamente os cuidados de saúde. Esperamos que as modificações específicas da superfície do fago, que atualmente limitam os vírus a um máximo de duas funções, possam ser alargadas através da utilização de abordagens cruzadas. Para conseguir essa multifuncionalidade, as reacções ortogonais acima descritas podem ser combinadas. Por exemplo, a nucleação de materiais oferece novas propriedades fascinantes para sensores implantáveis. Do mesmo modo, uma combinação de modificações covalentes e não covalentes na mesma partícula de fago poderia alargar ainda mais o âmbito das aplicações baseadas em fagos. O trabalho descrito nesta tese utiliza modificações genéticas e não covalentes em fagos para a deteção sensível e específica do cancro da próstata.

REFERÊNCIAS

(1) Smith, G. P. Filamentous Fusion Phage: Novos Vectores de Expressão que Apresentam Antigénios Clonados na Superfície do Virião. *Science* **1985**, *228*, 1315-1317.

(2) Russel, M.; Lowman, H. B.; Tim, C. *Phage Display: Practical Approach* ; Lowman, H. B.; Clackson, T., Eds.; Oxford University Press: Nova Iorque, 2004.

(3) Sidhu, S. S.; Weiss, G. A. *Phage Display: A Practical Approach* ; Lowman, H. B.; Clackson, T., Eds.; Oxford University Press: Nova Iorque, 2004.

(4) Wan, J.; Shu, H.; Huang, S.; Fiebor, B.; Chen, I.-H.; Petrenko, V. A.; Chin, B. A. Phage-Based Magnetoelastic Wireless Biosensors for Detecting Bacillus Anthracis Spores. *IEEE Sens. J.* **2007**, *7*, 470-477.

(5) Iannolo, G.; Minenkova, O.; Petruzzelli, R.; Cesareni, G. Modificando o capsídeo de fagos filamentosos: Limites no tamanho da proteína do capsídeo principal. *J. Mol. Biol.* **1995**, *248*, 835-844.

(6) Sidhu, S. S.; Weiss, G. A.; Wells, J. A. High Copy Display of Large Proteins on Phage for Functional Selections. *J. Mol. Biol.* **2000**, *296*, 487-495.

(7) Kehoe, J. W.; Kay, B. K. Filamentous Phage Display in the New Millennium. *Chem. Rev.* **2005**, *105*, 4056-4072.

(8) Levin, A. M.; Weiss, G. A. Optimizing the Affinity and Specificity of Proteins with Molecular Display. *Mol. Biosyst.* **2006**, *2*, 49-57.

(9) Jaworski, J. W.; Raorane, D.; Huh, J. H.; Majumdar, A.; Lee, S.- W. Evolutionary Screening of Biomimetic Coatings for Selective Detection of Explosives [Rastreio evolutivo de revestimentos biomiméticos para deteção selectiva de explosivos]. *Langmuir* **2008**, *24*, 4938-4943.

(10) Cho, W.; Fowler, J. D.; Furst, E. M. Ligação direccionada do bacteriófago M13 a cristais orgânicos de tiametoxame. *Langmuir* **2012**, *28*, 6013-6020.

(11) Maeda, Y.; Javid, N.; Duncan, K.; Birchall, L.; Gibson, K. F.; Cannon, D.; Kanetsuki, Y.; Knapp, C.; Tuttle, T.; Ulijn, R. V; *et al.* Discovery of Catalytic Phages by Biocatalytic Self-Assembly. *J. Am. Chem. Soc.* **2014**, *136*, 15893-15896.

(12) Mohan, K.; Weiss, G. A. Ligandos duplos exibidos em fagos codificados geneticamente. *Anal. Biochem.* **2014**, *453*, 1-3.

(13) Molek, P.; Bratkovic, T. Bacteriófagos como andaimes para a apresentação bipartida: Designing Swiss Army Knives on a Nanoscale. *Bioconjug. Chem.* **2015**, *26*, 367-378.

(14) Li, K.; Chen, Y.; Li, S.; Nguyen, H. G.; Niu, Z.; You, S.; Mello, C. M.;

Lu, X.; Wang, Q. Chemical Modification of M13 Bacteriophage and Its Application in Cancer Cell Imaging. *Bioconjug. Chem.* **2010**, *21*, 1369-1377.

(15) Jayanna, P. K.; Bedi, D.; Deinnocentes, P.; Bird, R. C.; Petrenko, V. A. Landscape Phage Ligands for PC3 Prostate Carcinoma Cells. *Proteína Eng. Des. Sel.* **2010**, *23*, 423-430.

(16) Carrico, Z. M.; Farkas, M. E.; Zhou, Y.; Hsiao, S. C.; Marks, J. D.; Chokhawala, H.; Clark, D. S.; Francis, M. B. N-Terminal Labeling of Filamentous Phage to Create Cancer Marker Imaging Agents. *ACS Nano* **2012**, *6*, 6675-6680.

(17) Dwyer, M. a; Lu, W.; Dwyer, J. J.; Kossiakoff, a a. Biosynthetic Phage Display: Uma nova ferramenta de engenharia de proteínas que combina a diversidade química e genética. *Chem. Biol.* **2000**, *7*, 263-274.

(18) Sandman, K. E.; Benner, J. S.; Noren, C. J. Phage Display of Selenopeptides. *J. Am. Chem. Soc.* **2000**, *122*, 960-961.

(19) Tian, F.; Tsao, M.-L.; Schultz, P. G. A Phage Display System with Unnatural Amino Acids. *J. Am. Chem. Soc.* **2004**, *126*, 15962-15963.

(20) Liu, C. C.; Mack, A. V; Tsao, M.-L.; Mills, J. H.; Lee, H. S.; Choe, H.; Farzan, M.; Schultz, P. G.; Smider, V. V. Protein Evolution with an Expanded Genetic Code. *Proc. Natl. Acad. Sci. USA* **2008**, *105*, 17688-17693.

(21) Welsh, L. C.; Symmons, M. F.; Sturtevant, J. M.; Marvin, D. A.; Perham, R. N. Structure of the Capsid of Pf3 Filamentous Phage Determined from X-Ray Fibre Diffraction Data at 3.1 A Resolution. *J. Mol. Biol.* **1998**, *283*, 155-177.

(22) Hilderbrand, S. A.; Kelly, K. A.; Weissleder, R.; Tung, C.-H. Fluorocromos monofuncionais de infravermelhos próximos para aplicações de imagiologia. *Bioconjug. Chem.* **2005**, *16*, 1275-1281.

(23) Kelly, K. A.; Waterman, P.; Weissleder, R. In Vivo Imaging of MolecularlyTargeted Phage. *Neoplasia* **2006**, *8*, 1011-1018.

(24) Hilderbrand, S. A.; Kelly, K. A.; Niedre, M.; Weissleder, R. Near Infrared Fluorescence-Based Bacteriophage Particles for Ratiometric pH Imaging. *Bioconjug. Chem.* **2008**, *19*, 16351639.

(25) Chen, L.; Zhao, X.; Lin, Y.; Su, Z.; Wang, Q. Hidrogel Supramolecular de Bionanopartículas e Hialuronano com Dupla Resposta a Estímulos. *Polym. Chem.* **2014**, *5*, 6754-6760.

(26) Chen, L.; Wu, Y.; Lin, Y.; Wang, Q. Virus-Templated FRET Platform for the Rational Design of Ratiometric Fluorescent Nanosensors. *Chem. Comm.* **2015**, *51*, 10190-10193.

(27) Tian, Y.; Wu, M.; Liu, X.; Liu, Z.; Zhou, Q.; Niu, Z.; Huang, Y. Sondagem das vias endocíticas do bacteriófago filamentoso em células vivas utilizando um indicador fluorescente de pH ratiométrico. *Adv. Heal. Mater.* **2015**, *4*, 413-419.

(28) Yi, H.; Ghosh, D.; Ham, M.-H.; Qi, J.; Barone, P. W.; Strano, M. S.; Belcher, A. M. M13 Phage-Functionalized Single-Walled Carbon Nanotubes as Nanoprobes for Second near-Infrared Window Fluorescence Imaging of Targeted Tumors. *Nano Lett.*

2012, *12*, 1176-1183.

(29) Ghosh, D.; Bagley, A. F.; Na, Y. J.; Birrer, M. J.; Bhatia, S. N.; Belcher, A. M. Deep, Noninvasive Imaging and Surgical Guidance of Submillimeter Tumors Using Targeted M13- Stabilized Single-Walled Carbon Nanotubes. *Proc. Natl. Acad. Sci. USA* **2014**, *111*, 13948-13953.

(30) Hess, G. T.; Cragnolini, J. J.; Popp, M. W.; Allen, M. A.; Dougan, S. K.; Spooner, E.; Ploegh, H. L.; Belcher, A. M.; Guimaraes, C. P. M13 Bacteriophage Display FrameworkThatAllows Sortase- Mediated Modification of Surface-Accessible Phage Proteins. *Bioconjug. Chem.*

2012, *23*, 1478-1487.

(31) Ghosh, D.; Lee, Y.; Thomas, S.; Kohli, A. G.; Yun, D. S.; Belcher, A. M.; Kelly, K. A. M13-Templated Magnetic Nanoparticles for Targeted in Vivo Imaging of Prostate Cancer. *Nat. Nanotechnol.* **2012**, *7*, 677-682.

(32) Wang, F.; Liu, P.; Sun, L.; Li, C.; Petrenko, VA; Liu, A. Nanoestrutura BioMimética Auto-montada a partir de Nanobastões Heterogêneos Au @ Ag e Proteínas de Fusão de Fagos para Deteção Ótica de Tumor Direcionado e Terapia Fototérmica. *Sci. Rep.* **2014**, *4*, 6808.

(33) Rusckowski, M.; Gupta, S.; Liu, G.; Dou, S.; Hnatowich, D. J. Investigations of a 99mTc-Labeled Bacteriophage as a Potential Infection-Specific Imaging Agent. *J. Nucl. Med.* **2004**, *45*, 12011208.

(34) Rusckowski, M.; Gupta, S.; Liu, G.; Dou, S.; Hnatowich, D. J. Investigation of Four (99m)Tc-Labeled Bacteriophages for Infection-Specific Imaging. *Nucl. Med. Biol.* **2008**, *35*, 433-440.

(35) Stevens, T. K.; Palaniappan, K. K.; Ramirez, R. M.; Francis, M. B.; Wemmer, D. E.; Pines, A. HyperCEST Detection of a 129Xe- Based Contrast Agent Composed of Cryptophane-A Molecular Cages on a Bacteriophage Scaffold. *Magnet. Reson. Med.*

2013, *69*, 1245-1252.

(36) Palaniappan, K. K.; Ramirez, R. M.; Bajaj, V. S.; Wemmer, D. E.; Pines, A.; Francis, M. B. Molecular Imaging of Cancer Cells Using a Bacteriophage-Based 129Xe NMR Biosensor. *Angew. Chem., Int. Ed.* **2013**, *52*, 4849-4853.

(37) Ng, S.; Jafari, M. R.; Matochko, W. L.; Derda, R. Síntese quantitativa de bibliotecas de glicopeptídeos geneticamente codificadas exibidas no fago M13. *ACS Chem. Biol.* **2012**, *7*, 14821487.

(38) Kitov, P. I.; Vinals, D. F.; Ng, S.; Tjhung, K. F.; Derda, R. Rapid, Hydrolytically Stable Modification of Aldehyde-Terminated Proteins and

Phage Libraries. *J. Am. Chem. Soc.* **2014**, *136*, 8149-8152.

(39) Vithayathil, R.; Hooy, R. M.; Cocco, M. J.; Weiss, G. A. The Scope of Phage Display for Membrane Proteins. *J. Mol. Biol.* **2011**,*414*, 499-510.

(40) Bar, H.; Yacoby, I.; Benhar, I. Killing Cancer Cells by Targeted Drug-Carrying Phage Nanomedicines. *BMC Biotechnol.* **2008**, *8*, 37.

(41) Ghosh, D.; Kohli, A. G.; Moser, F.; Endy, D.; Belcher, A. M. Refactored M13 Bacteriophage as a Platform for Tumor Cell Imaging and Drug Delivery. *ACS Synth. Biol.* **2012**, *1*, 576-582.

(42) Jayanna, P. K.; Bedi, D.; Gillespie, J. W.; DeInnocentes, P.; Wang, T.; Torchilin, V. P.; Bird, R. C.; Petrenko, V. A. Landscape Phage Fusion Protein-Mediated Targeting of Nanomedicines Enhances Their Prostate Tumor Cell Association and Cytotoxic Efficiency [Fusão de proteínas de fusão de fagos mediada por nanomedicinas como alvo aumenta sua associação com células tumorais da próstata e sua eficiência citotóxica]. *Nanomedicina* **2010**, *6*, 538-546.

(43) Wang, T.; Petrenko, V. A.; Torchilin, V. P. Micelas poliméricas carregadas de paclitaxel modificadas com proteína fágica específica da célula MCF-7: Ligação melhorada a células cancerígenas alvo e aumento da citotoxicidade. *Mol. Pharm.* **2010**, *7*, 1007-1014.

(44) Bedi, D.; Gillespie, J. W.; Petrenko, V. A. Seleção de fagos de paisagem de ligação a células de cancro pancreático e sua utilização no desenvolvimento de nanomedicinas anticancerígenas. *Proteína Eng. Des. Sei.* **2014**, *27*, 235-243.

(45) Wang, T.; Hartner, W. C.; Gillespie, J. W.; Praveen, K. P.; Yang, S.; Mei, LA; Petrenko, VA; Torchilin, V. P. Entrega aprimorada de tumor e atividade antitumoral in vivo de doxorrubicina lipossomal modificada com proteína de fusão de fago específica de MCF-7. *Nanomedicina* **2014**, *10*, 421-430.

(46) Gillespie, J. W.; Gross, A. L.; Puzyrev, A. T.; Bedi, D.; Petrenko, V. A. Combinatorial Synthesis and Screening of Cancer CellSpecific Nanomedicines Targeted via Phage Fusion Proteins. *FrontMicrobioi.* **2015**, *6*, 628.

(47) Wang, T.; Yang, S.; Petrenko, V. A.; Torchilin, V. P. Cytoplasmic Delivery of Liposomes into MCF-7 Breast Cancer Cells Mediated by Cell-Specific Phage Fusion Coat Protein. *Moi. Pharm.* **2010**, *7*, 1149-1158.

(48) Wang, T.; Petrenko, V. A.; Torchilin, V. P. Otimização de Micelas Poliméricas PEG-PE Modificadas com Proteína de Fusão de Fagos de Paisagem para Melhorar a Orientação das Células do Cancro da Mama. *J. Nanomed. Nanotechnoi.* **2012**, *Suppi 4*, 008.

(49) Suthiwangcharoen, N.; Li, T.; Li, K.; Thompson, P.; You, S.; Wang, Q. M13 Bacteriophage-Polymer Nanoassemblies as Drug DeliveryVehicles. *Nano Res.* **2011**, *4*, 483-493.

(50) Souza, G. R.; Christianson, D. R.; Staquicini, F. I.; Ozawa, M. G.; Snyder, E. Y.; Sidman, R. L.; Miller, J. H.; Arap, W.; Pasqualini, R. Networks of Gold Nanoparticles and Bacteriophage as Biological Sensors and Cell-Targeting Agents. *Proc. Nati. Acad. Sci. USA* **2006**, *103*, 1215-1220.

(51) Srinivasan, S.; Alexander, J. F.; Driessen, W. H.; Leonard, F.; Ye, H.; Liu, X.; Arap, W.; Pasqualini, R.; Ferrari, M.; Godin, B.

Partículas de Silício Associadas a Bacteriófagos: Conceção e Caracterização de um Novo Vetor Teranóstico com Maior Potencial de Transporte de Carga. *J. Mater. Chem. B* **2013**, *1*, 52185229.

(52) Henry, K. A.; Arbabi-Ghahroudi, M.; Scott, J. K. Beyond Phage Display: Non-Traditional Applications of the Filamentous Bacteriophage as a Vaccine Carrier, Therapeutic Biologic, and Bioconjugation Scaffold. *FrontMicrobiol.* **2015**, *6*, 755.

(53) Bedi, D.; Musacchio, T.; Fagbohun, O. A.; Gillespie, J. W.; Deinnocentes, P.; Bird, R. C.; Bookbinder, L.; Torchilin, V. P.; Petrenko, V. A. Entrega de siRNA em células de cancro da mama através de lipossomas orientados para a proteína de fusão de fagos. *Nanomedicina* **2011**, *7*, 315-323.

(54) Bedi, D.; Gillespie, J. W.; Petrenko, V. A.; Ebner, A.; Leitner, M.; Hinterdorfer, P.; Petrenko, V. A. Targeted Delivery of siRNA into Breast Cancer Cells via Phage Fusion Proteins. *Mol. Pharm.* **2013**, *10*, 551-559.

(55) Ma, K.; Wang, D.-D.; Lin, Y.; Wang, J.; Petrenko, V.; Mao, C. Synergetic Targeted Delivery of Sleeping-Beauty Transposon System to Mesenchymal Stem Cells Using LPD Nanoparticles Modified with a Phage-Displayed Targeting Peptide. *Adv. Funct. Mater.* **2013**, *23*, 1172-1181.

(56) Gandra, N.; Wang, D.-D.; Zhu, Y.; Mao, C. Virus-Mimetic Cytoplasm-Cleavable Magnetic/Silica Nanoclusters for Enhanced Gene Delivery to Mesenchymal Stem Cells. *Angew. Chem., Int. Ed.* **2013**, *52*, 11278-11281.

(57) Mount, J. D.; Samoylova, T. I.; Morrison, N. E.; Cox, N. R.; Baker, H. J.; Petrenko, V. A. Cell Targeted Phagemid Rescued by Preselected Landscape Phage. *Gene* **2004**, *341*, 59-65.

(58) Li, Z.; Zhang, J.; Zhao, R.; Xu, Y.; Gu, J. Preparação de partículas fagóides orientadas para péptidos utilizando uma proteína III modificada Helper

Fago. *Biotechniques* **2005**, *39,* 493-497.

(59) Yata, T.; Lee, K.-Y.; Dharakul, T.; Songsivilai, S.; Bismarck, A.; Mintz, P. J.; Hajitou, A. Hybrid Nanomaterial Complexes for Advanced Phage-Guided Gene Delivery. *Mol. Ther. Ácidos Nucleicos* **2014**, *3*, e185.

(60) Yacoby, I.; Shamis, M.; Bar, H.; Shabat, D.; Benhar, I. Targeting Antibacterial Agents by Using Drug-Carrying Filamentous

Bacteriophages. *Antimicrob Agents Chemother.* **2006**, *50*, 2087-2097.

(61) Yacoby, I.; Bar, H.; Benhar, I. Bacteriófagos que transportam fármacos como nanomedicamentos antibacterianos. *Antimicrob Agents Chemother.* **2007**, *51*, 2156-2163.

(62) Vaks, L.; Benhar, I. Características in vivo de nanomedicamentos de bacteriófagos filamentosos portadores de medicamentos direcionados. *J. Nanobiotecnologia* **2011**, *9*, 58.

(63) Mao, J. Y.; Belcher, A. M.; Van Vliet, K. J. Genetically Engineered Phage Fibers and Coatings for Antibacterial Applications [Fibras e revestimentos de fagos geneticamente modificados para aplicações antibacterianas]. *Adv. Funct. Mater.* **2010**, *20*, 209-214.

(64) Rong, J.; Lee, L. A.; Li, K.; Harp, B.; Mello, C. M.; Niu, Z.; Wang, Q. Oriented Cell Growth on Self-Assembled Bacteriophage M13 Thin Films. *Chem. Comm.* **2008**, 5185-5187.

(65) Merzlyak, A.; Indrakanti, S.; Lee, S.-W. Vírus semelhantes a nanofibras geneticamente modificadas para materiais de regeneração de tecidos. *Nano Lett.* **2009**, *9*, 846-852.

(66) Chung, W.-J.; Merzlyak, A.; Yoo, S. Y.; Lee, S.-W. Filmes virais líquido-cristalinos geneticamente modificados para direcionar o crescimento de células neurais. *Langmuir* **2010**, *26*, 9885-9890.

(67) Yoo, S. Y.; Merzlyak, A.; Lee, S.-W. Plataforma de imobilização fácil de factores de crescimento baseada em matrizes de fagos concebidas. *SoftMatter* **2011**, *7*, 1660.

(68) Yoo, S. Y.; Oh, J.-W.; Lee, S.-W. Phage-Chips para novos ensaios de engenharia de tecidos opticamente legíveis. *Langmuir* **2012**, *28*, 2166-2172.

(69) Yoo, S. Y.; Chung, W.-J.; Kim, T. H.; Le, M.; Lee, S.-W. Padronização fácil do bacteriófago M13 geneticamente modificado para o crescimento

direcional de células de fibroblastos humanos. *Soft Matter* **2011**, *7*, 363-368.

(70) Chung, W.-J.; Merzlyak, A.; Lee, S.-W. Fabricação de bacteriófagos M13 projetados em filmes e fibras cristalinas líquidas para crescimento direcional e encapsulamento de fibroblastos. *SoftMatter* **2010**, *6*, 4454.

(71) Yoo, S. Y.; Kobayashi, M.; Lee, P. P.; Lee, S.-W. Diferenciação Osteogénica Precoce de Preosteoblastos de Rato Induzida por DGEA-Peptídeo Derivado de Colagénio em Matrizes de Tecido de Fago Nanofibroso. *Biomacromolecules* **2011**, *12*, 987-996.

(72) Wang, W.; Chen, X.; Li, T.; Li, Y.; Wang, R.; He, D.; Luo, W.; Li, X.; Wu, X. Screening a Phage Display Library for a Novel FGF8b-Binding Peptide with Anti-Tumor Effect on Prostate Cancer. *Exp. CellRes.* **2013**, *319*, 1156-1164.

(73) Wang, J.; Wang, L.; Yang, M.; Zhu, Y.; Tomsia, A.; Mao, C. Desvendando os efeitos das sequências de peptídeos e nanotopografias em um nicho biomimético para diferenciação direcionada de iPSCs por conjuntos de nanofibras virais geneticamente modificadas. *Nano Lett.* **2014**, *14*, 6850-6856.

(74) Wang, J.; Yang, M.; Zhu, Y.; Wang, L.; Tomsia, A. P.; Mao, C. Nanofibras de fago induzem osteogénese vascularizada em andaimes ósseos impressos em 3D. *Adv. Mater.* **2014**, *26*, 4961-4966.

(75) Adhikari, M.; Dhamane, S.; Hagstrom, A. E. V; Garvey, G.; Chen, W.-H.; Kourentzi, K.; Strych, U.; Willson, R. C. Functionalized Viral Nanoparticles as Ultrasensitive Reporters in Lateral-FlowAssays. *Analyst* **2013**, *138*, 5584-5587.

(76) Hagstrom, A. E. V; Garvey, G.; Paterson, A. S.; Dhamane, S.; Adhikari, M.; Estes, M. K.; Strych, U.; Kourentzi, K.; Atmar, R. L.; Willson, R. C. Deteção sensível de norovírus usando repórteres de nanopartículas

de fago em ensaio de fluxo lateral. *PLoS One* **2015**, *10*, e0126571.

(77) Adhikari, M.; Strych, U.; Kim, J.; Goux, H.; Dhamane, S.; Poongavanam, M.-V.; Hagstrom, A. E. V; Kourentzi, K.; Conrad, J. C.; Willson, R. C. Aptamer-Phage Reporters for Ultrasensitive Lateral FlowAssays. *Anal. Chem.* **2015**, *87*, 11660-11665.

(78) Kim, J.; Adhikari, M.; Dhamane, S.; Hagstrom, A. E. V; Kourentzi, K.; Strych, U.; Willson, R. C.; Conrad, J. C. Deteção de vírus através da contagem de imunófagos fluorescentes únicos com repórteres geneticamente biotinilados utilizando um ensaio de fluxo lateral. *ACSAppl. Mater. Interfaces* **2015**, *7*, 2891-2898.

(79) Mohan, K.; Weiss, G. A. Engineering Chemically Modified Viruses for Prostate Cancer Cell Recognition (Vírus quimicamente modificados para reconhecimento de células do cancro da próstata). *Mol. Biosyst.* **2015**,*11*,3264-3272.

(80) Jo, S.-M.; Lee, J.; Heu, W.; Kim, H.-S. Partículas magnéticas estruturadas por nanotentáculos para captura eficiente de células tumorais circulantes. *Small* **2015**, *11*, 1975-1982.

(81) Pedersen, H.; Holder, S.; Sutherlin, D. P.; Schwitter, U.; King, D. S.; Schultz, P. G. A Method for Directed Evolution and Functional Cloning of Enzymes. *Proc. Natl. Acad. Sci. USA* **1998**, *95*, 10523-10528.

(82) Lentini, G.; Fazio, E.; Calabrese, F.; De Plano, L. M.; Puliafico, M.; Franco, D.; Nicolò, M. S.; Carnazza, S.; Trusso, S.; Allegra, A.; *et al.* Phage-AgNPs Complex as SERS Probe for U937 Cell Identification. *Biosens. Bioelectron.* **2015**, *74*, 398-405.

(83) Lee, J. H.; Cha, J. N. Amplified Protein Detection through Visible Plasmon Shifts in Gold Nanocrystal Solutions from Bacteriophage Platforms [Deteção Amplificada de Proteínas através de Mudanças Visíveis de Plasmon em Soluções de Nanocristais de Ouro a partir de

Plataformas de Bacteriófagos]. *Anal. Chem.* **2011**, *83*, 3516-3519.

(84) Lee, J. H.; Domaille, D. W.; Cha, J. N. Deteção e identificação de proteínas amplificadas através do bacteriófago M13 conjugado com DNA. *ACS Nano* **2012**, *6*, 5621-5626.

(85) Lee, J. H.; Xu, P. F.; Domaille, D. W.; Choi, C.; Jin, S.; Cha, J. N. M13 Bacteriophage as Materials for Amplified Surface Enhanced Raman Scattering Protein Sensing. *Adv. Funct. Mater.* **2014**, *24*, 2079-2084.

(86) Bardhan, N. M.; Ghosh, D.; Belcher, A. M. Deteção baseada em vírus M13 de infecções bacterianas em hospedeiros vivos. *J. Biophotonics* **2014**, *7*, 617-623.

(87) Jia, Y.; Qin, M.; Zhang, H.; Niu, W.; Li, X.; Wang, L.; Li, X.; Bai, Y.; Cao, Y.; Feng, X. Label-Free Biosensor: Um novo sistema de sensor potenciométrico endereçável à luz modificado por fagos para monitorização de células cancerígenas. *Biosens. Bioelectron.* **2007**, *22*, 32613266.

(88) Yang, L.-M. C.; Tam, P. Y.; Murray, B. J.; McIntire, T. M.; Overstreet, C. M.; Weiss, G. A.; Penner, R. M. Virus Electrodes for Universal Biodetection. *Anal. Chem.* **2006**, *78*, 3265-3270.

(89) Yang, L.-M. C.; Diaz, J. E.; McIntire, T. M.; Weiss, G. A.; Penner, R. M. Direct Electrical Transduction of Antibody Binding to a Covalent Virus Layer Using Electrochemical Impedance. *Anal. Chem.* **2008**, *80*, 5695-5705.

(90) Yang, L.-M. C.; Diaz, J. E.; McIntire, T. M.; Weiss, G. A.; Penner, R. M. Covalent Virus Layer for Mass-Based Biosensing. *Anal. Chem.* **2008**, *80*, 933-943.

(91) Liu, A.; Abbineni, G.; Mao, C. Filmes nanocompósitos montados a partir de vírus filamentosos geneticamente modificados e nanopartículas de ouro: Espectros de ressonância plasmónica de superfície ajustáveis à

nanoarquitectura e à humidade. *Adv. Mater.* **2009**, *21*, 1001-1005.

(92) Arter, J. A.; Taggart, D. K.; McIntire, T. M.; Penner, R. M.; Weiss,

G. A. Nanofios de PEDOT-vírus para biossensorização. *Nano Lett.* **2010**, *10*, 4858-4862.

(93) Arter, J. A.; Diaz, J. E.; Donavan, K. C.; Yuan, T.; Penner, R. M.; Weiss, G. A. Virus-Polymer Hybrid Nanowires Tailored to Detect Prostate-Specific Membrane Antigen. *Anal. Chem.* **2012**, *84*, 2776-2783.

(94) Donavan, K. C.; Arter, J. A.; Pilolli, R.; Cioffi, N.; Weiss, G. A.; Penner, R. M. Virus-poly(3,4-Ethylenedioxythiophene) Composite Films for Impedance-Based Biosensing. *Anal. Chem.* **2011**, *83*, 2420-2424.

(95) Donavan, K. C.; Arter, J. A.; Weiss, G. A.; Penner, R. M. Filmes biocompostos de vírus-poli(3,4-etilenodioxitiofeno). *Langmuir* **2012**, *28*, 12581-12587.

(96) Mohan, K.; Donavan, K. C.; Arter, J. A.; Penner, R. M.; Weiss, G. A. Sub-Nanomolar Detection of Prostate-Specific Membrane Antigen in Synthetic Urine by Synergistic, Dual-Ligand Phage. *J. Am. Chem. Soc.* **2013**, *135*, 7761-7767.

(97) Mohan, K.; Penner, R. M.; Weiss, G. A. Biosensing with Virus Electrode Hybrids. *Curr. Protoc. Chem. Biol.* **2015**, *7*, 53-72.

(98) Gonzalez-Techera, A.; Zon, M. A.; Molina, P. G.; Fernandez, H.; Gonzalez-Sapienza, G.; Arévalo, F. J. Desenvolvimento de um Imunossensor Eletroquímico Não Competitivo Altamente Sensível para a Deteção de Atrazina por Ensaio PhageAnti-Immunocomplex. *Biosens. Bioelectron.* **2015**, *64*, 650-656.

(99) Oh, J.-W.; Chung, W.-J.; Heo, K.; Jin, H.-E.; Lee, B. Y.; Wang, E.; Zueger, C.; Wong, W.; Meyer, J.; Kim, C.; *et al.* Biomimetic Virus-Based Colourimetric Sensors. *Nat. Commun.* **2014**, *5*, 3043.

(100) Mao, C.; Solis, D. J.; Reiss, B. D.; Kottmann, S. T.; Sweeney, R. Y.; Hayhurst, A.; Georgiou, G.; Iverson, B.; Belcher, A. M. Virus-Based Toolkit for the Directed Synthesis of Magnetic and

Nanofios semicondutores. *Science* **2004**, *303*, 213-217.

(101) Lee, S.-W.; Belcher, A. M. Virus-Based Fabrication of Micro- and Nanofibers Using Electrospinning. *Nano Lett.* **2004**, *4*, 387390.

(102) Chiang, C.-Y.; Mello, C. M.; Gu, J.; Silva, E. C. C. M.; Van Vliet, K. J.; Belcher, A. M. Weaving Genetically Engineered Functionality into Mechanically RobustVirus Fibers. *Adv. Mater.* **2007**, *19*, 826-832.

(103) Niu, Z.; Bruckman, M. A.; Harp, B.; Mello, C. M.; Wang, Q. Bacteriófago M13 como um andaime para a preparação de fibras compostas poliméricas condutoras. *Nano Res.* **2008**, *1*, 235-241.

(104) Hess, G. T.; Guimaraes, C. P.; Spooner, E.; Ploegh, H. L.; Belcher, A. M. Orthogonal Labeling of M13 Minor Capsid Proteins with DNA to Self-Assemble End-to-End Multiphage Structures [Marcação ortogonal de proteínas do capsídeo menor M13 com ADN para auto-montagem de estruturas multifágicas de ponta a ponta]. *ACS Synth. Biol.* **2013**, *2*, 490-496.

(105) Yoo, P. J.; Nam, K. T.; Qi, J.; Lee, S.-K.; Park, J.; Belcher, A. M.; Hammond, P. T. Spontaneous Assembly of Viruses on Multilayered Polymer Surfaces. *Nat. Mater.* **2006**, *5*, 234-240.

(106) Yoo, P. J.; Nam, K. T.; Belcher, A. M.; Hammond, P. T. Solvent-Assisted Patterning of Polyelectrolyte Multilayers and Selective Deposition of Virus Assemblies. *Nano Lett.* **2008**, *8*, 1081-1089.

(107) Lee, Y. M.; Jung, B.; Kim, Y. H.; Park, A. R.; Han, S.; Choe, W.- S.; Yoo, P. J. Nanomesh-Structured Ultrathin Membranes Harnessing the Unidirectional Alignment of Viruses on a Graphene-Oxide Film. *Adv. Mater.* **2014**, *26*, 3899-3904.

(108) Whaley, S. R.; English, D. S.; Hu, E. L.; Barbara, P. F.; Belcher, A. M. Seleção de péptidos com especificidade de ligação a semicondutores para montagem dirigida de nanocristais. *Nature* **2000**, *405*, 665-668.

(109) Lee, S.-W. Ordenação de Pontos Quânticos Utilizando Vírus de engenharia. *Science* **2002**, *296*, 892-895.

(110) Mao, C.; Flynn, C. E.; Hayhurst, A.; Sweeney, R.; Qi, J.; Georgiou, G.; Iverson, B.; Belcher, A. M. Viral Assembly of Oriented Quantum Dot Nanowires. *Proc. Natl. Acad. Sci. USA* **2003**, *100*, 6946-69451.

(111) Huang, Y.; Chiang, C.-Y.; Lee, S. K.; Gao, Y.; Hu, E. L.; Yoreo, J. De; Belcher, A. M. Programmable Assembly of Nanoarchitectures Using Genetically Engineered Viruses. *Nano Lett.* **2005**, *5*, 1429-1434.

(112) Lee, S.-K.; Yun, D. S.; Belcher, A. M. Cobalt Ion Mediated SelfAssembly of Genetically Engineered Bacteriophage for Biomimetic Co-Pt Hybrid Material. *Biomacromolecules* **2006**, *7*, 14-17.

(113) Avery, K. N.; Schaak, J. E.; Schaak, R. E. M13 Bacteriophage as a Biological Scaffold for Magnetically-Recoverable Metal Nanowire Catalysts: Combinando Interacções Específicas e Não Específicas para Conceber Nanocompósitos Multifuncionais. *Chem. Mater.* **2009**, *21*, 2176-2178.

(114) Wang, F.; Cao, B.; Mao, C. Feixes de bacteriófagos com Ca pré-alinhado iniciam a nucleação orientada e o crescimento da hidroxilapatita. *Chem. Mater.* **2010**, *22*, 3630-3636.

(115) He, T.; Abbineni, G.; Cao, B.; Mao, C. Estruturas híbridas bioinorgânicas nanofibrosas formadas através de auto-montagem e mineralização orientada de nanofibras de fago geneticamente modificadas. *Small* **2010**, *6*, 2230-2235.

(116) Chung, W.-J.; Oh, J.-W.; Kwak, K.; Lee, B. Y.; Meyer, J.; Wang, E.; Hexemer, A.; Lee, S.-W. Estruturas supramoleculares biomiméticas

autotemplantes. *Nature* **2011**, *478*, 364-368.

(117) Mao, C.; Wang, F.; Cao, B. Controlling Nanostructures of Mesoporous Silica Fibers by Supramolecular Assembly of Genetically Modifiable Bacteriophages. *Angew. Chem., Int. Ed.*

2012, *51,* 6411-6415.

(118) Vera-Robles, L. I.; Gonzalez-Gracida, J.; Hernandez-Gordillo, A.; Camperò, A. Usando o fago M13 como um biotemplate para criar estruturas mesoporosas decoradas com nanopartículas de ouro e platina. **Langmuir2015**, *31*, 9188-9197.

(119) Lee, Y.; Kim, J.; Yun, D. S.; Nam, Y. S.; Shao-Horn, Y.; Belcher, A. M. Virus-Templated Au and Au-Pt Core-shell Nanowires and Their Electrocatalytic Activities for Fuel Cell Applications. *EnergyEnviron. Sci.* **2012**, *5*, 8328-8334.

(120) Nam, K. T.; Kim, D.-W.; Yoo, P. J.; Chiang, C.-Y.; Meethong, N.; Hammond, P. T.; Chiang, Y.-M.; Belcher, A. M. Virus- Enabled Synthesis and Assembly of Nanowires for Lithium Ion Battery Electrodes. *Science* **2006**, *312*, 885-888.

(121) Nam, K. T.; Wartena, R.; Yoo, P. J.; Liau, F. W.; Lee, Y. J.; Chiang, Y.-M.; Hammond, P. T.; Belcher, A. M. Stamped Microbattery Electrodes Based on Self-Assembled M13 Viruses. *Proc. Natl. Acad. Sci. USA* **2008**, *105*, 17227-17231.

(122) Lee, Y. J.; Yi, H.; Kim, W.-J.; Kang, K.; Yun, D. S.; Strano, M. S.; Ceder, G.; Belcher, A. M. Fabricar baterias de iões de lítio de alta potência geneticamente concebidas utilizando múltiplos genes de vírus. *Science* **2009**, *324*, 1051-1055.

(123) Oh, D.; Dang, X.; Yi, H.; Allen, M. A.; Xu, K.; Lee, Y. J.; Belcher, A. M. Folhas de grafeno estabilizadas em modelos virais M13 geneticamente modificados como estruturas condutoras para materiais híbridos de

armazenamento de energia. *Small* **2012**, *8*, 1006-1011.

(124) Chen, P.-Y.; Hyder, M. N.; Mackanic, D.; Courchesne, N.-M. D.; Qi, J.; Klug, M. T.; Belcher, A. M.; Hammond, P. T. Hydrogels: Montagem de hidrogéis virais para nanocompósitos condutores tridimensionaisAdv. *Mater.* **2014**, *26*, 5069-5069.

(125) Oh, D.; Qi, J.; Han, B.; Zhang, G.; Carney, T. J.; Ohmura, J.; Zhang, Y.; Shao-Horn, Y.; Belcher, A. M. M13 Virus-Directed

Síntese de Óxidos Metálicos Nanoestruturados para Baterias de Lítio-Oxigénio. *Nano Lett.* **2014**, *14*, 4837-4845.

(126) Vera-Robles, L. I.; Van Tran Nhieu, G.; Laberty-Robert, C.; Livage, J.; Sanchez, C. Flexible Electroactive Nanomaterials Biotemplated with Versatile M13 Phage Platforms. *Adv. Eng. Mater.* **2013**, *15*, 954-961.

(127) Lee, B. Y.; Zhang, J.; Zueger, C.; Chung, W.-J.; Yoo, S. Y.; Wang, E.; Meyer, J.; Ramesh, R.; Lee, S.-W. Geração de energia piezoeléctrica com base em vírus. *Nat. Nanotechnol.* **2012**, *7*, 351-356.

(128) Jeong, C. K.; Kim, I.; Park, K.-I.; Oh, M. H.; Paik, H.; Hwang, G.-T.; No, K.; Nam, Y. S.; Lee, K. J. Design dirigido por vírus de um nanogerador BaTiO3 flexível. *ACS Nano* **2013**, *7*, 1101611025.

(129) Nam, Y. S.; Shin, T.; Park, H.; Magyar, A. P.; Choi, K.; Fantner, G.; Nelson, K. A.; Belcher, A. M. Virus-Templated Assembly of Porphyrins into Light-Harvesting Nanoantennae. *J. Am. Chem. Soc.* **2010**, *132*, 1462-1463.

(130) Chen, P.-Y.; Dang, X.; Klug, M. T.; Qi, J.; Dorval Courchesne, N.-M.; Burpo, F. J.; Fang, N.; Hammond, P. T.; Belcher, A. M. Modelo tridimensional versátil baseado em vírus para células solares sensibilizadas por corantes com transporte de electrões melhorado e captação de luz. *ACS Nano* **2013**, *7*, 6563-6574.

(131) Courchesne, N.-M. D.; Klug, M. T.; Chen, P.-Y.; Kooi, S. E.; Yun, D.

S.; Hong, N.; Fang, N. X.; Belcher, A. M.; Hammond, P. T. Montagem de um modelo baseado em bacteriófagos para a organização de materiais em redes nanoporosas. *Adv. Mater.* **2014**, *26*, 3398-3404.

(132) Murugesan, M.; Abbineni, G.; Nimmo, S. L.; Cao, B.; Mao, C. Virus-Based Photo-Responsive Nanowires Formed by Linking Site-Directed Mutagenesis and Chemical Reaction. *Sci. Rep.* **2013**, *3*, 1820.

(133) Jafari, M. R.; Deng, L.; Kitov, P. I.; Ng, S.; Matochko, W. L.; Tjhung, K. F.; Zeberoff, A.; Elias, A.; Klassen, J. S.; Derda, R. Discovery of Light-Responsive Ligands through Screening of a Light-Responsive Genetically Encoded Library. *ACS Chem. Biol.* **2014**, *9*, 443-450.

(134) Gandra, N.; Abbineni, G.; Qu, X.; Huai, Y.; Wang, L.; Mao, C. Bacteriófago Bionanowire como portador de peptídeos direcionados ao câncer e fotossensibilizadores e seu uso na morte seletiva de células cancerígenas por terapia fotodinâmica. *Small* **2013**, *9*, 215-221.

(135) Ng, S.; Lin, E.; Kitov, P. I.; Tjhung, K. F.; Gerlits, O. O.; Deng, L.; Kasper, B.; Sood, A.; Paschal, B. M.; Zhang, P.; *et al.* Genetically Encoded Fragment-Based Discovery of Glycopeptide Ligands for Carbohydrate-Binding Proteins. *J. Am. Chem. Soc.* **2015**, *137*, 5248-5251.

(136) Tjhung, K. F.; Kitov, P. I.; Ng, S.; Kitova, E. N.; Deng, L.; Klassen, J. S.; Derda, R. Silent Encoding of Chemical Post- Translational Modifications in Phage-Displayed Libraries. *J. Am. Chem. Soc.* **2015**.

(137) Arai, K.; Tsutsumi, H.; Mihara, H. Uma biblioteca de fagos de péptidos modificados com monossacáridos para o rastreio de ligandos de proteínas de ligação a hidratos de carbono. *Bioorgan. Med. Chem. Lett.* **2013**, *23*, 4940-4943.

(138) Santoso, B.; Lam, S.; Murray, B. W.; Chen, G. Uma abordagem simples e eficiente baseada em maleimida para extensão de peptídeos

com uma biblioteca de fagos de peptídeos contendo cisteína. *Bioorgan. Med. Chem.* **2013**, *23*, 5680-5683.

(139) Heinis, C.; Rutherford, T.; Freund, S.; Winter, G. Bibliotecas químicas combinatórias codificadas por fagos baseadas em péptidos bicíclicos. *Nat. Chem. Biol.* **2009**, *5*, 502-507.

CAPÍTULO 2

Deteção sub-nanomolar de antigénio de membrana específico da próstata em urina sintética por fago sinérgico de ligando duplo

Referência principal : Kritika Mohan, Keith C. Donavan[1] Jessica A. Arter, Reginald M. Penner e Gregory A. Weiss. Deteção subnanomolar de antigénio de membrana específico da próstata em urina sintética por fago sinérgico de ligando duplo. *J. Am. Chem. Soc.*, 2013, 135(20), 7761-7767.

RESUMO

A deteção sensível de biomarcadores do cancro na urina poderá revolucionar o diagnóstico e o tratamento do cancro. Esses detectores devem ser baratos, fáceis de interpretar e sensíveis. Este relatório descreve uma matriz de bioafinidade de vírus integrada em filmes de PEDOT para deteção eletroquímica do antigénio específico da membrana da próstata (PSMA), um biomarcador do cancro da próstata. A elevada sensibilidade ao PSMA resultou da ação sinérgica de dois ligandos diferentes do PSMA na mesma partícula de fago. Um ligando foi codificado geneticamente e o ligando de reconhecimento secundário foi sintetizado quimicamente para envolver o fago. Os ligandos duplos resultam num ligante bidentado com alta cópia, exibição densa de ligandos para uma melhor deteção de PSMA através de um efeito de avidez baseado em quelato. A biossensorização com filmes de vírus-PEDOT fornece um limite de deteção de 100 pM para PSMA em urina sintética sem necessidade de amplificação enzimática ou outra.

INTRODUÇÃO

Biossensores mais eficazes poderiam responder a uma necessidade crítica de deteção de biomarcadores associados ao cancro. Estima-se que 29 000 homens nos EUA sucumbirão ao cancro da próstata em 2013.[1] Infelizmente, a falta de marcadores de diagnóstico clínico validados complica os esforços para desenvolver testes para a deteção precoce do cancro da próstata. Por exemplo, um relatório recente conclui que o teste do antigénio específico da próstata (PSA) utilizado para o diagnóstico do cancro da próstata é mais prejudicial do que benéfico.[2] Apesar desta advertência, o PSA continua a ser um biomarcador importante para a deteção do cancro da próstata recorrente. No entanto, a deteção precoce da doença poderia permitir um tratamento e um prognóstico mais eficazes.[3] Assim, as questões que podem ser abordadas pela química bioanalítica incluem o desenvolvimento de medições mais sensíveis da concentração de proteínas e a aplicação dessas medições para identificar e validar biomarcadores mais eficazes.

Ao contrário do PSA, as concentrações do Antigénio Específico da Membrana da Próstata (PSMA) em fluidos biológicos parecem oferecer uma métrica mais útil para o diagnóstico e prognóstico do cancro da próstata.[4] Por exemplo, foram observados níveis elevados de PSMA na urina de doentes com cancro da próstata.[5] A concentração de PSMA aumenta de 0,25 nM para aproximadamente 3,5 nM nos fluidos biológicos de doentes com cancro da próstata, incluindo a urina.[6] A PSMA, uma glicoproteína de 750 resíduos e 90 kD, está sobreexpressa na superfície das células tumorais como um homodímero não covalente em >94,3 e >57,7% dos cancros da próstata primários e metastáticos, respetivamente.[7,8] Os níveis elevados de PSMA também estão correlacionados com a agressividade do crescimento tumoral.[9] Assim, o PSMA constitui um biomarcador importante para o desenvolvimento de dispositivos de diagnóstico baseados em biossensores. Este relatório descreve o desenvolvimento de um biossensor capaz de detetar concentrações clinicamente relevantes de PSMA (<0,25 nM) em urina sintética.

Em 2003, Petrenko e Vodyanoy demonstraram a utilização de partículas de vírus inteiras como uma matriz de bioafinidade para biossensores.[10,11] Numa geração melhorada de biossensores, as partículas de vírus T7 com um antigénio peptídico do vírus do Nilo Ocidental nas suas superfícies foram incorporadas em polímeros condutores por Cosnier e colaboradores para permitir a deteção de anticorpos contra o vírus do Nilo Ocidental.[12] Esta estratégia pode oferecer ligandos de maior densidade para a ligação de biomarcadores, uma vez que os fagos T7 têm uma elevada densidade de péptidos na sua superfície. A melhoria da sensibilidade do biossensor através do aumento da densidade de ligandos na superfície do fago inspirou em parte a abordagem aqui relatada.

Os bacteriófagos M13, ou mais vulgarmente "fagos", servem de receptores para os biossensores referidos pelos nossos laboratórios. Os vírus que infectam apenas bactérias, o bacteriófago M13, têm uma capa proteica facilmente personalizável, que pode ser adaptada para se ligar a biomarcadores do cancro.[13] Os vírus M13 têm ssDNA encapsulado por aproximadamente 2700 cópias da proteína da capa principal (P8) e cinco cópias de cada uma das quatro proteínas da capa secundária. A manipulação do ADN encapsulado pode fornecer péptidos e proteínas fundidos com as proteínas da capa do fago, que são exibidos na superfície do fago.[13] A engenharia combinatória de tais polipéptidos permite a evolução molecular para obter ligandos exibidos com afinidades e especificidades de ligação específicas.[14,15]

Para a deteção eléctrica direta de biomarcadores, o bacteriófago M13 foi incorporado em películas de um polímero condutor de eletricidade, o PEDOT (poli-3,4-etilenodioxitiofeno). [^1620] A síntese da película biossensora é realizada através da electropolimerização do EDOT na superfície de um elétrodo de ouro plano a partir de uma solução que contém partículas de vírus. Durante as medições do biossensor, a impedância eletroquímica da película de vírus-PEDOT aumenta após a exposição ao biomarcador, fornecendo uma leitura quantificável da ligação ao analito.[21]

As modificações introduzidas nas películas biossensoras podem melhorar ainda mais o limite de deteção (LOD) do dispositivo, para que este tenha relevância translacional. Num relatório anterior, descrevemos a incorporação de fagos em nanofios de PEDOT, o que resultou em biossensores com um LOD >66 nM para PSMA em urina sintética.[22] A exibição convencional de fagos resulta numa baixa densidade de ligandos geneticamente codificados exibidos na superfície do fago. Aqui, concentramo-nos em aumentar a densidade desses ligandos, como estratégia para medições mais sensíveis com rácios sinal-ruído mais elevados. O conceito de "envolvimento do fago" para melhorar a densidade do ligando baseia-se nos nossos relatórios anteriores de envolvimento da superfície do fago carregada negativamente com polímeros carregados positivamente para evitar a ligação não específica ao fago.[23,24] A abordagem tira partido da presença de resíduos carregados negativamente, um Glu e dois Asp, no *terminal N* de cada P8. Uma vez que cada fago inclui 2700 cópias de P8, esses resíduos portadores de carboxilato resultam numa elevada carga negativa na superfície exterior da partícula do vírus.[25] Tal como foi aqui referido, os ligandos adicionais envolvidos na superfície do fago, devido a esta interação eletrostática, conduzem a uma maior afinidade e seletividade para o PSMA.

RESULTADOS E DISCUSSÃO

2.1 Ligandos geneticamente codificados e exibidos por fagos que têm como alvo o PSMA

As duas formas de PSMA, monomérica e dimérica, oferecem alvos diferentes para a ligação do ligando; a forma dimérica é sobre-expressa pelas células cancerígenas da próstata e a forma monomérica oferece um controlo negativo muito próximo para a não especificidade, uma vez que é uma proteína que só se encontra em células saudáveis da próstata.[9] As afinidades de ligação relativas de dois ligandos apresentados por fagos,[22] phage-1 e phage- **2**, (sequências e nomenclatura na Tabela 2-1) para as isoformas de PSMA foram primeiro examinadas por ELISA (Figura 2-1). O fago-2 liga-se com maior afinidade ao dímero PSMA do que o **fago-1**. Nenhum dos ligandos exibidos pelos fagos se liga com afinidade significativa ao monómero de PSMA. Assim, os ligandos peptídicos ligam-se seletivamente à forma dimérica da PSMA. A especificidade dos ligandos representados por fagos para o PSMA dimérico é fundamental para potenciais aplicações clínicas. Os controlos negativos adicionais incluem péptidos exibidos por fagos que visam o agente bloqueador (albumina de soro bovino, BSA) e o fago Stop-4 que visa a PSMA; este último fago inclui um fagóide análogo embalado em fagos sem ligandos exibidos nas suas superfícies. Como esperado, os controlos negativos não mostraram qualquer ligação significativa.

X	Amino acid sequence	Genetically encoded	Chemically synthesized	Structure of the chemically synthesized peptide
1	CALCEFLG	phage – 1	K_{cs}–1	
2	SECVEVFQNSCDW	phage – 2	K_{cs}–2	

Tabela 2-1. Ligandos PSMA, sequência e nomenclatura. Ligandos PSMA, sequência e nomenclatura nomenclatura. O "X" na estrutura descreve as entradas na primeira coluna e é o ligando de ligação PSMA; K_{14} é definido como um péptido composto por 14 lisinas.

Os dois ligandos PSMA, **1** e **2**, constituem um ponto de partida para o desenvolvimento de biossensores. Para ter relevância translacional, o LOD do biossensor resultante deve ser <0,25 nM, e uma relação sinal/ruído elevada é essencial para o diagnóstico definitivo. Em teoria, a afinidade dos ligandos pela substância a analisar deveria estar correlacionada com a sua utilidade em aplicações de biossensores. Por exemplo, um ligando de maior afinidade poderia aumentar a sensibilidade à substância a analisar. Num relatório anterior, descrevemos a utilização da análise de homólogos exibidos por fagos para melhorar a afinidade do ligando exibido por fagos para PSMA em mais de 100 vezes.[22] No entanto, esta abordagem requer mutagénese e selecções extensivas.

A natureza aplica a maturação de afinidades guiada pela evolução, mas também recorre a outra abordagem para uma maturação de afinidades mais rápida. O sistema imunitário, por exemplo, aplica o princípio da avidez para aumentar a afinidade aparente de uma ligação inicial mais fraca. Durante a resposta imunitária inicial, a proteína IgM apresenta receptores num formato decavalente, permitindo que os ligantes iniciais fracos atinjam uma afinidade aparente mais elevada através da avidez baseada na proximidade e nos quelatos.[26] A grande superfície do fago, com motivos estruturais repetitivos, parece bem adaptada a esta abordagem e, de facto, os efeitos de avidez estão frequentemente presentes durante as selecções e rastreios baseados em fagos.[27] Este conceito poderia fornecer um método generalizado para melhorar rapidamente a afinidade do ligando e a sensibilidade do biossensor.

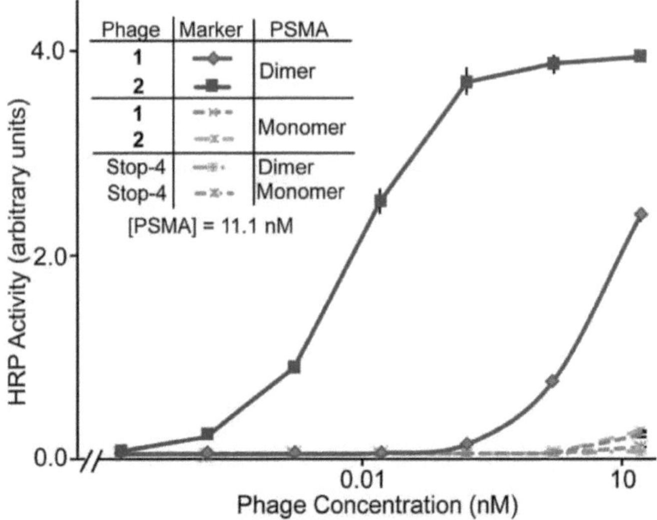

Figura 2-1. ELISA baseado em fagos que compara a ligação do ligando às formas monomérica e dimérica da PSMA. Este ELISA inclui o monómero de PSMA; todas as outras experiências relatadas com PSMA aplicam o dímero de PSMA relevante para o cancro. O Stop-4 fornece um controlo negativo com o fago auxiliar que empacota o ADN do fagócito. Ao longo deste relatório, as barras de erro para os dados ELISA representam o erro padrão (n = 3). Todos os pontos de dados experimentais, com exceção dos controlos negativos (n = 1), incluem essas barras de erro, embora muitas vezes estas sejam bastante pequenas.

2.2 Cicloadição para gerar o ligando de reconhecimento secundário

Para explorar este efeito de avidez, utilizou-se o invólucro de fago para aumentar a densidade do ligando, a afinidade subsequente e a sensibilidade resultante e o sinal-ruído dos biossensores baseados em fago. Cada "invólucro" consiste em duas partes ligadas entre si pela reação de cicloadição azida-alquina ("click") catalisada por Cu^I (Esquema 2-1).[28] O primeiro componente, um péptido de oligolisina (K_{14}), proporciona afinidade à superfície do fago. Para a reação de clique, um alcino (ácido 4-pentinoico) foi acoplado ao *terminal N* do péptido K_{14} . O segundo componente do invólucro é o ligando peptídico ao PSMA. Em estudos anteriores, os péptidos de ligação ao PSMA, **1** e **2,** apresentaram uma solubilidade limitada em água. Por conseguinte, os péptidos foram sintetizados como fusões com a sequência do péptido solubilizante K_3 nos seus *terminais N*. Para a reação de clique, os terminais *N* dos ligandos peptídicos foram acoplados a uma azida (ácido 4-azidobutanóico).

As duas partes de cada invólucro foram sintetizadas quimicamente utilizando a síntese de péptidos em fase sólida e purificadas por HPLC de fase reversa antes da reação de cicloadição. Neste caso, a química de clique oferece uma síntese convergente e a reação tem lugar à temperatura ambiente e em solução aquosa.[28] Os ligandos de reconhecimento secundário resultantes fornecem assim uma metade de oligolisina para envolver o fago (denominada K_{CS} para "lisina, quimicamente sintetizada") e um segundo componente, o ligando PSMA (**1** ou **2**), para se ligar ao analito, Figura 2-2. Os produtos formados pela reação de clique (K_{CS} **-1** ou K_{CS} **-2**) foram caracterizados por MALDI-TOF MS (Figura 2-3) e purificados por HPLC de fase inversa com uma pureza estimada em 90%.

Esquema 2-1. A reação de cicloadição azida-alquina catalisada por Cu^I para gerar o ligando de reconhecimento secundário, K_{CS} **-2**. As caixas **2** e **K₁₄** indicam o ligando **2** e os péptidos de oligolisina, respetivamente.

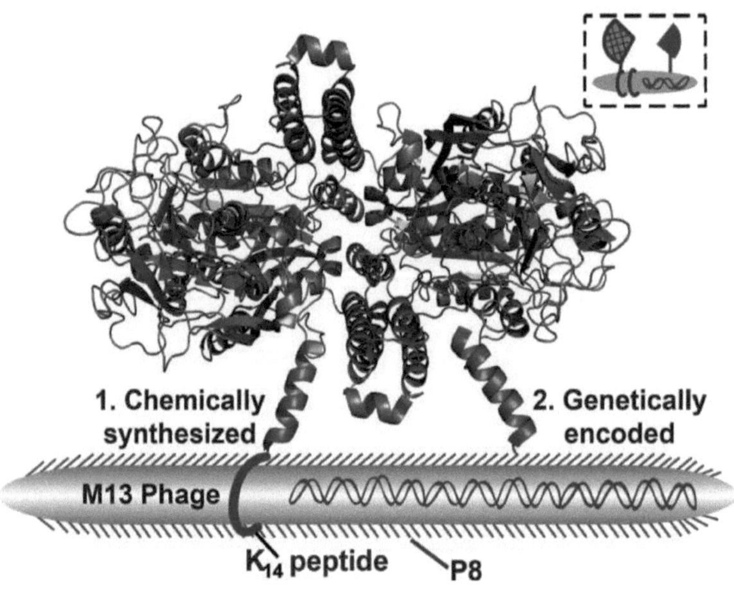

Figura 2-2. Diagrama esquemático da ligação bidentada ao PSMA por ligandos do PSMA sintetizados quimicamente $(K_{CS}$ **-1**$)$ e codificados geneticamente (péptido **2**) (PDB: 1Z8L). O primeiro ligando liga-se de forma não covalente às proteínas P8 carregadas negativamente que se encontram na superfície do fago devido à conjugação com um péptido K₁₄ carregado positivamente. A ligação simultânea dos dois ligandos

proporciona uma maior afinidade aparente com a PSMA. A figura ao lado mostra uma versão simplificada do esquema que aparece nas figuras subsequentes aqui apresentadas.

2.3 Envolvimento de fagos para maximizar a densidade do ligando

O envolvimento do fago com os ligandos PSMA sintetizados quimicamente descritos acima aumenta claramente a afinidade de ligação ao PSMA (Figura 24). O ligando apresentado pelo fago (**fago-2**) foi envolvido com os ligandos de reconhecimento secundário (K_{CS} **-1**, K_{CS} **-2** ou uma mistura dos dois) para gerar uma superfície de fago com dois ligandos PSMA. Os fagos envolvidos foram então testados quanto à ligação ao dímero PSMA. Os controlos negativos, que não resultaram em qualquer ligação detetável, incluíram os ligandos PSMA que visam BSA e Stop-4 que visam PSMA. O fago **2** envolvido com K_{CS} **-2** apresenta uma afinidade ≈50 vezes superior para o PSMA do que o fago 2 sem o invólucro do ligando, Figura 2-4. A otimização adicional examinou a concentração do invólucro, Figura 2-5. Como resultado, a concentração do invólucro pode maximizar a densidade do ligando na superfície do fago. A eficácia do invólucro para melhorar a afinidade de ligação aparente é dramaticamente demonstrada pela comparação das afinidades de ligação do fago auxiliar (KO7) versus KO7 envolvido com K_{CS} **-2**, FIGURA 2-6. Sem um ligando apresentado, o fago KO7 não apresenta ligação significativa ao PSMA, mas o fago KO7 envolvido com K_{CS} **-2** liga-se com afinidade significativa ao PSMA. Em conjunto, os resultados demonstram que a estratégia de envolvimento atinge uma afinidade muito maior para o alvo e os ligandos envolvidos permanecem funcionais. Controlo negativo adicional, o fago Stop-4 envolvido com K_{14} visando o PSMA não resultou numa ligação detetável, como esperado,

Figura 2-7.

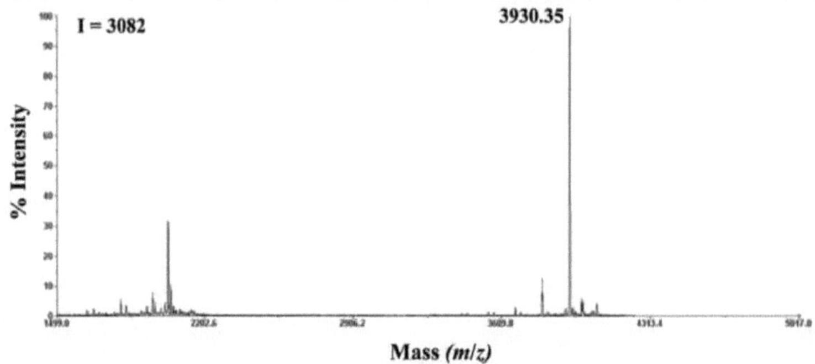

Figura 2-3. Um espetro MALDI-TOF representativo do produto purificado da reação de cicloadição azida-alquina. O péptido-2 funcionalizado com azida e a oligolisina funcionalizada com alquino produzem K$_{cs}$ **-2**. O *m/z* calculado para K$_{cs}$ **-2** [M$^+$] 3930,31, encontrado 3930,35.

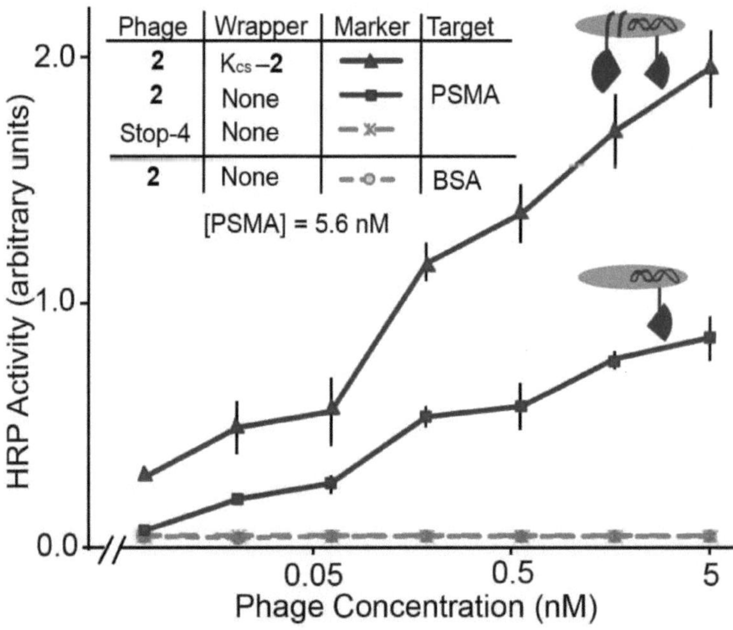

Figura 2-4. ELISAs baseados em fagos que demonstram a eficácia do envolvimento do ligando. Os fagos com ligandos codificados química e

72

geneticamente ligam-se com uma afinidade aparente muito mais elevada ao PSMA visado.

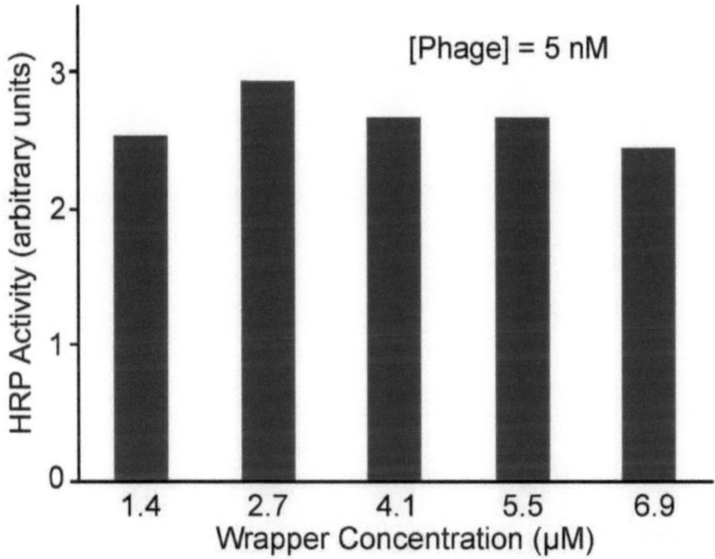

Figura 2-5. ELISA baseado em fagos que ilustra a otimização dos níveis de K_{cs} **-1**. Uma concentração de 2,7 µM para K_{cs} **-1** oferece um aumento aproximado de 15% na afinidade aparente para PSMA, em comparação com outras concentrações.

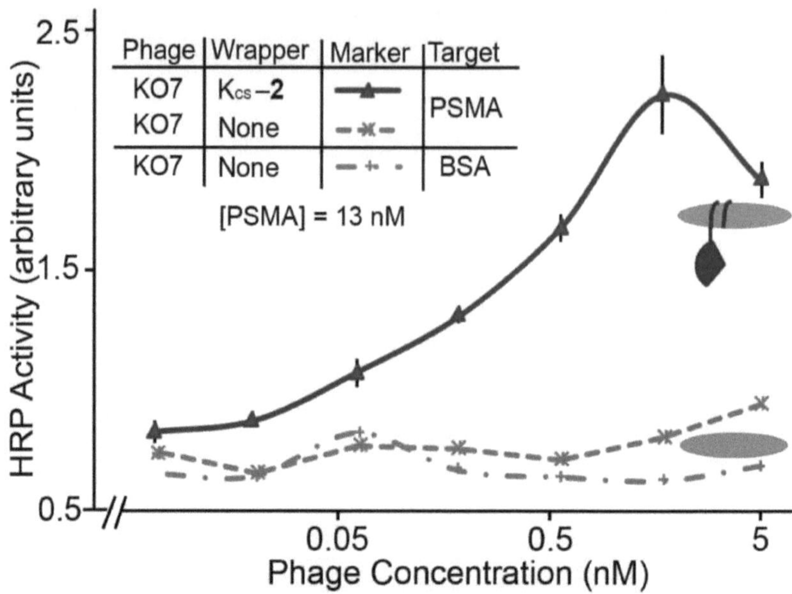

Figura 2-6. ELISAs baseados em fagos que demonstram a eficácia do envolvimento do ligando. O invólucro KCS-2 sintetizado quimicamente converte o fago auxiliar, KO7, sem um ligando PSMA codificado geneticamente, num parceiro de ligação de alta afinidade ao PSMA. A diminuição da afinidade de ligação aparente na concentração mais elevada do fago pode ser atribuída a efeitos estéricos.

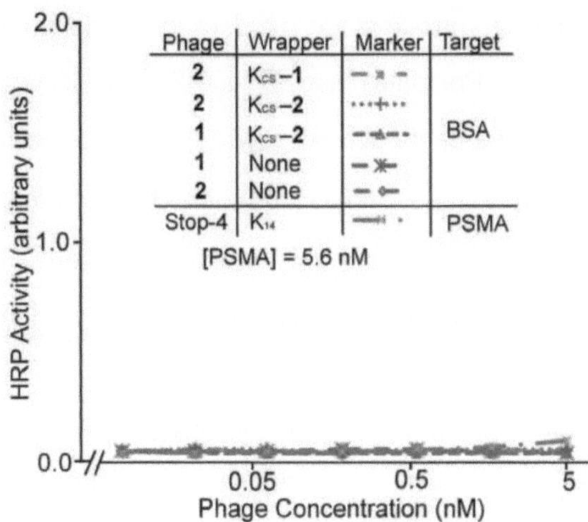

Phage	Wrapper	Marker	Target
2	K_{cs}-1		
2	K_{cs}-2		
1	K_{cs}-2		BSA
1	None		
2	None		
Stop-4	K_{14}		PSMA

Figura 2-7. ELISA baseado em fagos ilustrando controlos negativos adicionais, os ligandos de ligação PSMA que visam a BSA e o fago Stop-4 envolvido com K_{14} que visa a PSMA.

2.4 Ligandos de reconhecimento primário e secundário em fagos para ligação bidentada

A disposição e a densidade do ligando primário, geneticamente codificado, e do ligando secundário, quimicamente sintetizado, determinam a afinidade do fago embrulhado para o PSMA. Por exemplo, o envolvimento do fago-2 com K_{cs} **-1** resulta num fago com uma afinidade aparente 4 vezes maior para o PSMA do que o fago-2 envolvido com K_{cs} **-2** (Figura 28). No entanto, o péptido **1** tem uma afinidade aparente muito menor para o PSMA do que o péptido **2**, como se mostra na Figura 2-1. Assim, o aumento da afinidade de ligação do fago 2 envolvido com K_{cs} **-1** sugere que os dois ligandos têm como alvo sítios diferentes na superfície do PSMA. Além disso, uma mistura 1:1 de K_{cs} **-1** e K_{cs} **-2** envolvida na superfície do **fago-2**, oferece uma afinidade intermédia entre o K_{cs} **-1** puro e o K_{cs} **-2** puro. Os resultados demonstram que o fago-2 envolvido com K_{cs} **-1** resulta numa afinidade melhorada devido a uma interação de ligação bidentada. Por outro lado, o fago-2 envolvido com K_{cs} **-2** não consegue aceder a este modo de ligação bidentado. Assim, os dois ligandos apresentados no fago, para o fago-2 envolvido com K_{cs} **-1**, podem resultar num efeito de avidez baseado em quelato, que aumenta a afinidade de ligação para além dos ganhos obtidos puramente pela maximização da densidade do ligando.

Na prática, os efeitos de avidez baseados em quelatos podem ser difíceis de conceber, uma vez que a geometria e a estérica devem ser satisfeitas para permitir que ambos os ligandos atinjam uma interação óptima com o recetor. Nos esforços de descoberta de medicamentos baseados em fragmentos, por exemplo, o desenvolvimento de ligantes com configuração adequada é um problema não trivial.[29] O envolvimento com fagos proporciona uma solução mais expedita para este problema. O segundo ligando, apresentado por um invólucro ligado de forma não covalente, pode equilibrar-se na superfície do fago até encontrar uma geometria satisfatória que permita a ligação simultânea para um efeito sinérgico.

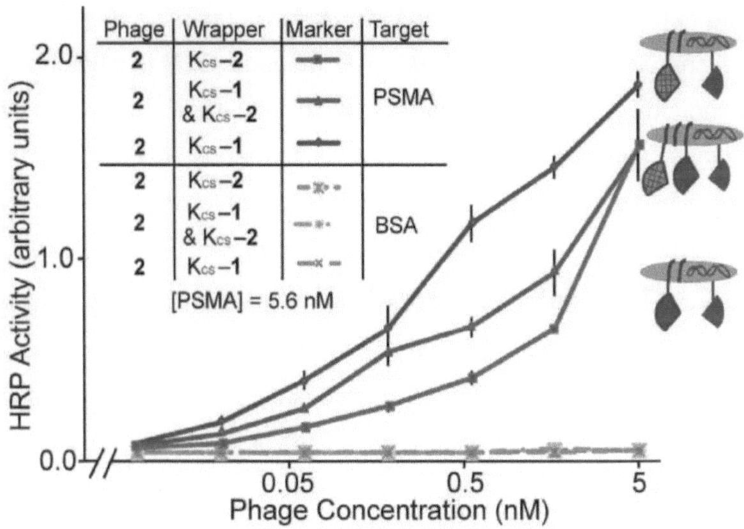

Figura 2-8. ELISA baseado em fagos comparando diferentes invólucros de ligandos. A combinação de invólucros de K_{CS} **-2** e K_{CS} **-1** indica um rácio de 1:1 (w/w) de invólucros de ligandos.

2.5 Biossensorização com filmes de PEDOT-vírus

Poderão estas partículas de vírus embrulhadas ser exploradas para criar biossensores de eléctrodos de vírus com uma maior sensibilidade para o PSMA? Para explorar esta questão, foram preparados filmes de PEDOT em eléctrodos de ouro por electropolimerização na presença de fago-2 (Esquema 2-2). O PEDOT formado em solução durante a electropolimerização, associa-se aos iões perclorato carregados negativamente da solução electrolítica à medida que se deposita no elétrodo de ouro.[30] A polimerização do EDOT na presença de partículas de fago carregadas negativamente leva à incorporação de partículas de vírus no filme polimérico como dopantes de contra-iões devido a interacções electrostáticas.[21] O voltamograma cíclico adquirido durante a eletrodeposição da matriz de bioafinidade vírus-PEDOT indica que a corrente máxima aumenta com cada ciclo de deposição, o que é consistente com o aumento esperado da área de superfície da película durante o crescimento (Figura 2-9A). As imagens SEM confirmam a incorporação do fago na matriz de bioafinidade; observamos características semelhantes a filamentos e menos extensas com dimensões consistentes com o fago integrado como feixes semelhantes a cordas no polímero em vários ângulos da película, Figura 2-10. O invólucro K_{CS} **-1** foi então aplicado in vitro, expondo simplesmente a película de fago-2 resultante durante um curto período de tempo a uma solução aquosa do invólucro. Para as medições de biossensores, apenas foi utilizada a combinação de ligandos de maior afinidade do fago **2** envolvido com K_{CS} **-1** e estudada em comparação com as películas de fago **2**.

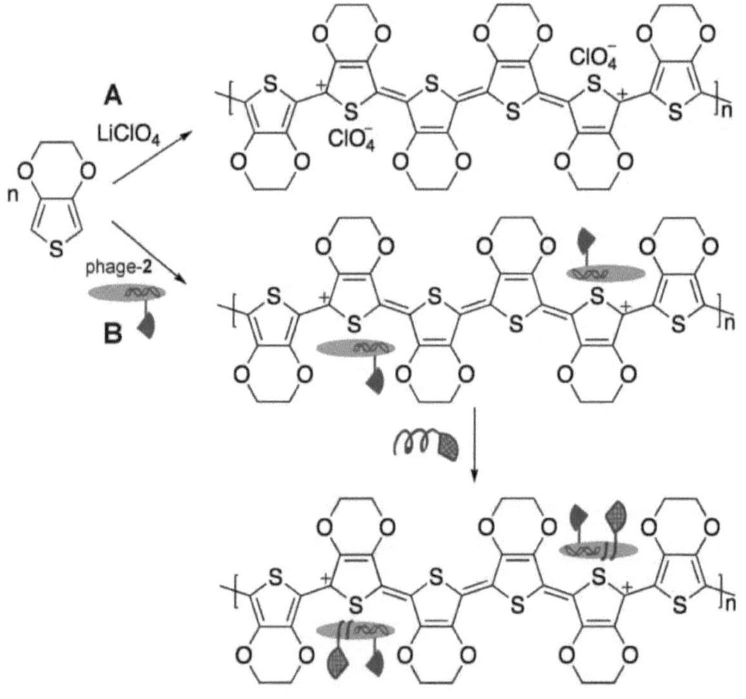

Esquema 2-2. Polimerização de EDOT na presença de (A) LiClO$_4$ ou (B) fago-2, seguida de envolvimento com K$_{CS}$ **-1** (padronizado).

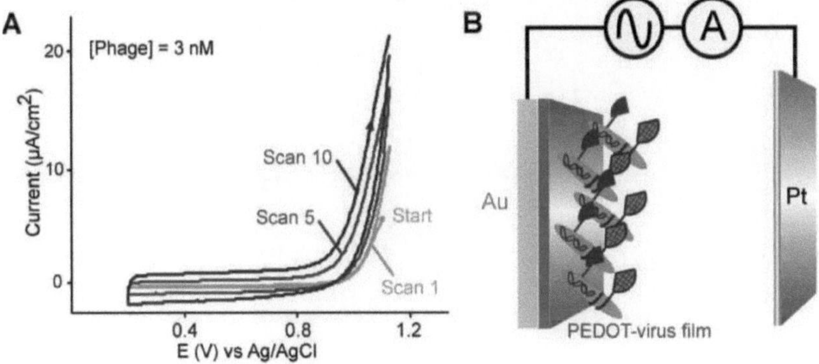

Figura 2-9. (A) Voltamograma cíclico para a eletrodeposição de películas de vírus-PEDOT na superfície de um elétrodo de ouro plano. (B) A ligação do analito aos péptidos exibidos pelos fagos na camada de bioafinidade produz uma alteração quantificável da resistência.

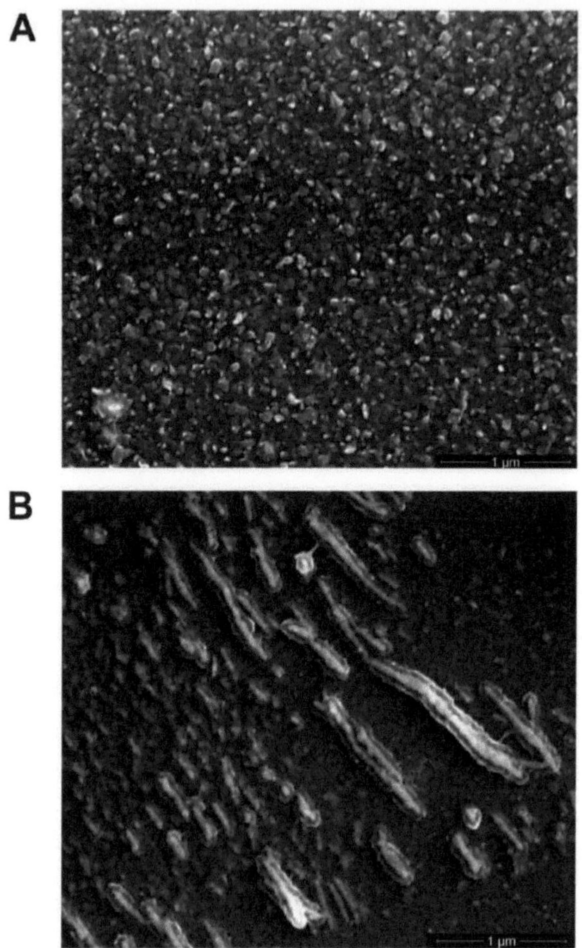

Figura 2-10. Imagem SEM de um filme (A) de PEDOT e de um filme (B) de Virus-PEDOT preparados nas mesmas condições.

2.6 EIS para quantificar a ligação ao PSMA

Tal como observámos no nosso trabalho anterior,[21] a impedância eletroquímica da película vírus-PEDOT aumenta à medida que o PSMA se liga seletivamente aos ligandos peptídicos exibidos pelo fago (Figura 2-11). O componente real da impedância, R, em particular, aumenta com a ligação do PSMA. Em trabalhos anteriores, demonstrámos que o aumento de R, ΔR, normalizado pela resistência inicial, R_o , ($\Delta R/R_o$) pode ser correlacionado com a concentração de uma molécula alvo.[21] Aqui, os dados de impedância foram adquiridos em PBF (fluoreto tamponado com fosfato) - tampão Tween, abrangendo uma faixa de frequência de 0,1 Hz a 1 MHz em uma célula eletroquímica com um contra-eletrodo de Pt e filme de vírus-PEDOT eletrodepositado em um eletrodo de trabalho de ouro plano (Figura 2-9B). As películas que incorporam o fago-2 envolto em K_{CS} **-1** são mais sensíveis à deteção do PSMA do que as películas que incorporam o fago-2 (Figura 2-12). Por exemplo, a alteração da impedância relativa, $\Delta R/R_o$, em cada concentração de PSMA é três vezes superior. O ruído presente nesta medição (estimado como o desvio padrão para cinco medições de impedância) é inalterado, resultando em uma relação sinal-ruído muito maior para o fago-2 envolvido com K_{CS} **-1** em relação ao **fago-2** não envolvido. Uma série de controlos negativos validam os dados obtidos. As películas de PEDOT que incorporam o fago Stop-4, as películas de PEDOT sem ligandos de ligação ao PSMA e as películas de PEDOT incubadas com K_{CS} **- 1** não resultam numa ligação significativa ao PSMA, como esperado. A especificidade da ligação ao PSMA foi investigada utilizando um alvo alternativo, o recetor da transferrina (TfR), que tem 54% de semelhança de sequência com o PSMA. Não foi observada uma afinidade de ligação significativa ao TfR, como esperado. Esta experiência ilustra a alteração insignificante da impedância causada pelo invólucro devido ao seu pequeno tamanho.

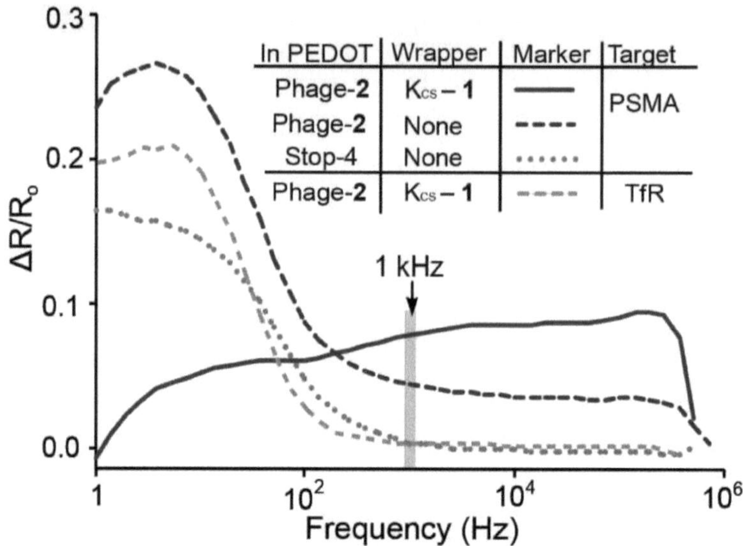

In PEDOT	Wrapper	Marker	Target
Phage-2	K_{cs} – 1	——	PSMA
Phage-2	None	- - - -	
Stop-4	None	⋯⋯	
Phage-2	K_{cs} – 1	- - - -	TfR

Figura 2-11. Biossensor com filmes de vírus-PEDOT. Mudança relativa na resistência obtida, $\Delta R/R_o$, plotada em função da frequência para ligantes exibidos por fagos que têm como alvo o PSMA. Os dados recolhidos a 1 kHz (realçados), foram utilizados para a análise da ligação PSMA.

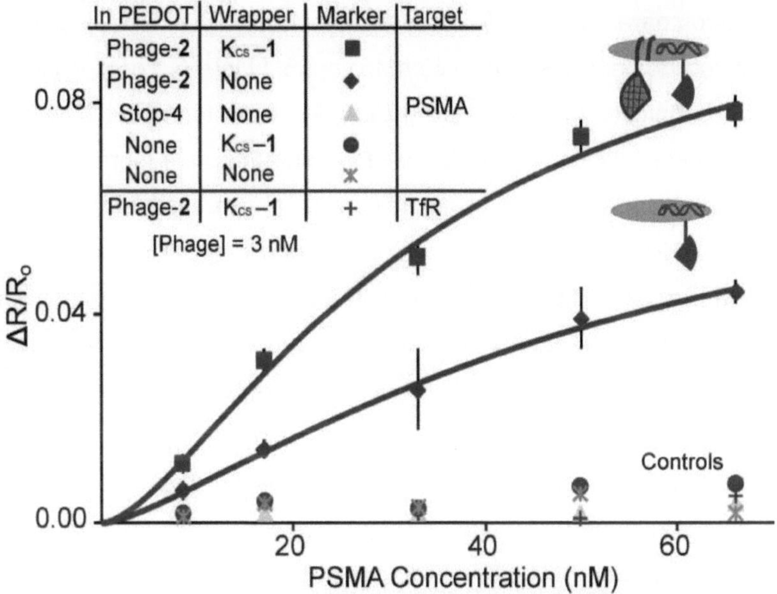

Figura 2-12. Biossensorização com filmes de Vírus-PEDOT. $\Delta R/R_0$ do filme aumenta com a concentração de PSMA. Ao longo deste relatório, as barras de erro para os dados de biossensor representam o erro padrão (n = 5). Os dados foram ajustados às linhas indicadas usando a equação de Hill, resultando em um R^2 valor de >0,99.

2.7 Cálculo do Coeficiente de Hill

Os dados de biossensorização adquiridos para o **fago-2**, e para o fago-2 envolvido com K_{cs} **-1** visando o PSMA, seguem um modelo de adsorção Langmuriano. Os dados adquiridos foram ajustados à seguinte equação de Hill:

$$Y = \frac{Y_{max} * [L]^n}{[K_d]^n + [L]^n}$$

em que Y é $\Delta R/R_o$, L é a concentração do ligando e n é o coeficiente de Hill.[31] Consequentemente, a constante de dissociação, K_d e n foram determinados para o fago-2 (K_d = 54 nM, n = 1,3, LOD = 6 nM) e para o fago-2 envolvido com Kcs-1 (K_d = 33 nM, n = 1,5, LOD = 3,1 nM). Aqui, os dois LOD, definidos como 3x sobre o sinal de fundo, foram calculados a partir de ajustes de linha aos dados apresentados na Figura 2-12. A resposta obtida para o fago-2 envolvido com K_{cs} **-1** apresenta uma relação sinal/ruído muito mais elevada, em comparação com as películas que incorporam apenas o **fago-2**. Esta sensibilidade pode desempenhar um papel crucial na deteção de analitos de baixa concentração. Os valores n obtidos são >1, indicando a presença de múltiplos sítios de ligação e um efeito de ligação cooperativa. O fago-2 pode aceder à ligação cooperativa devido ao efeito de avidez dos ligandos exibidos por fagos com várias cópias. O envolvimento do fago com ligandos adicionais conduz a um aumento adicional da cooperatividade para o fago-2 envolvido com K_{cs} **-1**. Mais uma vez, o sinergismo dos dois ligandos leva a uma maior afinidade de ligação do PSMA ao fago-2 envolvido com K_{cs} **-1**.

2.8 Deteção de PSMA em urina sintética

Para demonstrar ainda mais a utilidade da abordagem para potenciais aplicações clínicas, os dados de biossensores foram adquiridos em seguida na urina sintética. Esta solução complexa inclui água, ácido nítrico, ureia, sulfato de sódio, cloreto de potássio, di-hidrogenofosfato de sódio, cloreto de sódio, cloreto de amónio e 10 outros componentes; a solução resultante tem uma elevada concentração de sal (uma osmolalidade calculada de 516,2 mθsm/kg e um pH de 5,8).[32,33] A solução fornece um bom modelo para o desafio clínico de identificar biomarcadores de cancro encontrados em amostras de urina. Substituindo a urina sintética para PBF, medições de impedância com filmes de vírus-PEDOT foram adquiridos como antes (Figura 2-13). Tendo já estabelecido que o phage- **2** embrulhado com K_{cs} **-1** é a combinação de ligandos mais eficaz para a deteção de PSMA em termos de sensibilidade, especificidade e relação sinal/ruído, as nossas experiências centraram-se nesta combinação de ligandos para a biossensorização baseada na urina sintética. Na presença de PSMA, as leituras de impedância para filmes de vírus-PEDOT de fago-2 envolvidos com K_{CS} **-1** seguem tendências semelhantes tanto no PBF como na urina sintética. No entanto, as gamas de frequência mais baixas diferem drasticamente para os controlos negativos. Por exemplo, o controlo negativo com o fago Stop-4 em PBF apresentou um $\Delta R/R_o$ muito mais elevado; esta resposta a baixas frequências foi suprimida na urina sintética. Assim, as medições em urina sintética resultaram numa maior especificidade para a interação PSMA-ligando.

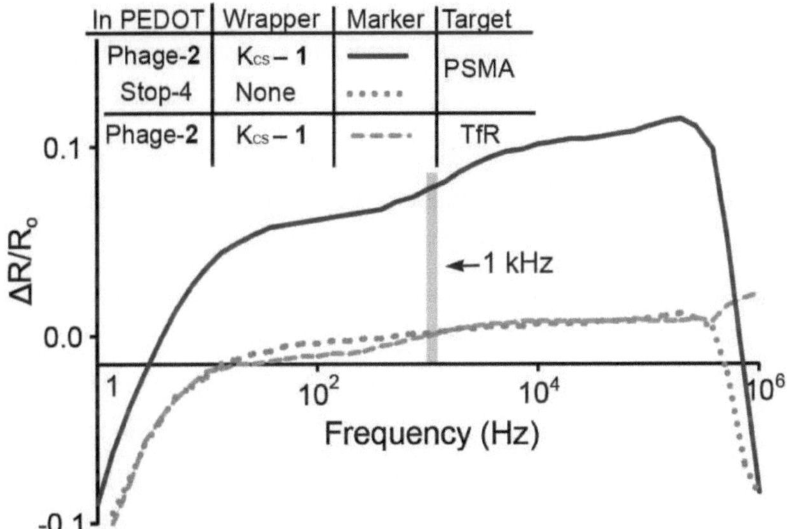

Figura 2-13. Deteção de PSMA em urina sintética usando biossensores de filme Virus-PEDOT. $\Delta R/R_o$ versus frequência para a deteção, em urina sintética, de PSMA.

Passando de seguida à medição da concentração de PSMA, a solução de urina sintética também pareceu aumentar a sensibilidade da medição. As curvas de calibração em PBF e urina sintética foram sobrepostas para comparação (Figura 2-14). Em concentrações elevadas de analito, as medições em PBF e urina sintética são sobreponíveis. Ambas as condições atingem a saturação a concentrações elevadas de PSMA, daí a sobreposição da resposta do dispositivo. Nas concentrações mais baixas de PSMA, a resposta mais elevada de $\Delta R/R_o$ na urina sintética pode ser atribuída a uma maior sensibilidade e seletividade para PSMA em condições de elevado teor de sal. Filmes de fago-2 envolvidos com K_{CS} **-1** visando PSMA em urina sintética, produz um LOD de 100 pM observado experimentalmente. Aplicando o cálculo para determinar o LOD descrito acima, obtém-se um LOD de 10 pM para a deteção de PSMA em urina sintética. Além disso, esta sensibilidade não requer qualquer sinal ou amplificação enzimática. Tal como anteriormente, não foi observada qualquer alteração significativa na impedância para os controlos negativos.

A elevada concentração de sal na urina sintética parece impedir interacções carga-carga não específicas. A ligação do biomarcador à película vírus-PEDOT gera um $\Delta R/R_o$ positivo, ao passo que um $\Delta R/R_o$ negligenciável para os controlos negativos indica uma extensão não significativa de ligação não específica pelo analito. O aumento da especificidade resultante na urina sintética aumenta a sensibilidade aparente do dispositivo ao diminuir a ligação de fundo. Este efeito também aumenta a sensibilidade ao desmascarar uma concentração mais elevada de ligandos para a deteção do analito, que de outra forma ficaria oclusa devido a ligações não específicas. Assim, é possível obter uma melhoria drástica da especificidade e da sensibilidade através da diminuição das interacções não específicas. Os resultados sugerem uma estratégia geral para melhorar o desempenho dos biossensores, centrando-se na diminuição das ligações não específicas.

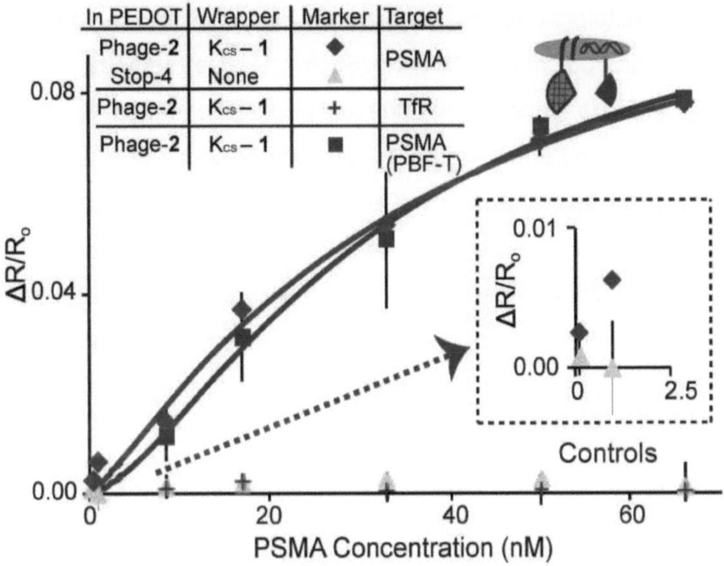

Figura 2-14. Deteção de PSMA em urina sintética usando biossensores de filme de vírus-PEDOT. $\Delta R/R_o$ versus concentração de PSMA. A inserção expande a região de baixa concentração de PSMA. Os dados foram ajustados às linhas indicadas usando a equação de Hill, resultando em um valor R^2 de >0,99.

2.9 Deteção de PSMA em amostras de urina humana

O trabalho descrito neste capítulo foi alargado à deteção de PSMA em amostras de urina humana obtidas de doentes. As amostras analisadas podiam ser classificadas, em termos gerais, como positivas ou negativas para o antigénio específico da próstata (PSA), com base nos resultados do teste de PSA, que é o teste clínico atualmente utilizado para o diagnóstico do cancro da próstata. Os resultados do teste de PSA foram fornecidos com as amostras, Tabela 2-2. Em geral, um valor de PSA <4 ng/mL é considerado normal, o que implica que não é canceroso.[34] A captura e deteção relativas de PSMA a partir de amostras de urina foram primeiro examinadas por ELISA, Figura 2-15. Para este ensaio, os poços da placa de microtitulação foram primeiro imobilizados com um anticorpo de captura, anticorpo anti-PSMA (YPSMA- 1). De seguida, foram adicionados 100 µL de amostras de urina aos poços adequados. Os níveis relativos de PSMA capturado foram depois quantificados utilizando um anticorpo de deteção, o anticorpo anti-PSMA (EP3254). Todas as amostras analisadas apresentaram as leituras esperadas; as amostras de doentes com PSA positivo apresentaram níveis elevados de PSMA e vice-versa. As duas amostras PSA-positivas apresentaram uma atividade HRP elevada, indicando que foram capturadas quantidades significativas de PSMA a partir de 100 µL das amostras de urina. Além disso, uma solução de PSMA de 5,6 nM foi testada simultaneamente para fornecer uma referência para as leituras. E ambas as amostras PSA-positivas indicaram a presença de pelo menos duas vezes os níveis de PSMA em comparação com a referência PSMA. Além disso, as quatro amostras de urina PSA-negativas também foram analisadas para testar a especificidade da deteção de PSMA. Como esperado, as amostras PSA-negativas apresentaram leituras inferiores ao controlo PSMA de 5,6 nM testado.

A capacidade de detetar o PSMA através de ELISAs em amostras de urina humana de doentes com cancro é um passo significativo para o desenvolvimento de um teste de diagnóstico baseado em amostras de urina com deteção de PSMA. De notar ainda que estes resultados foram obtidos a partir de apenas 100 µL das amostras de urina. Além disso, as amostras de urina testadas não foram concentradas para aumentar a concentração aparente de PSMA. Além disso, as amostras testadas neste ensaio são de 2006-08, e o PSMA pode ter sofrido um certo nível de degradação. Consequentemente, poderá ser possível obter um rácio sinal/ruído muito mais elevado com amostras de urina recém-colhidas e medições de impedância de vírus-PEDOT utilizando vírus envolvidos. A capacidade de detetar especificamente o PSMA em amostras de urina de doentes demonstra o potencial do teste do PSMA para aplicações clínicas. No futuro, será analisada uma grande variedade de amostras de urina para testar a sensibilidade e a especificidade da deteção do PSMA.

Número da amostra	Número de identificação do estudo	Data	Valor de PSA (ng/mL)
1	A00000304	1/30/08	45.3
2	A00000047	12/7/06	23.7
3	A00000043	1/30/07	0.8
4	A00000076	8/18/06	0.65
5	A00000215	8/20/07	0.47
6	A00000202	3/30/07	0.4

Tabela 2-2. Detalhes das amostras de urina. Os números de identificação do estudo, as datas de recolha e os valores correspondentes de PSA para as amostras de urina analisadas. As amostras foram fornecidas pelo Dr. Dan Mercola, Instituto de Investigação do Cancro, UCI.

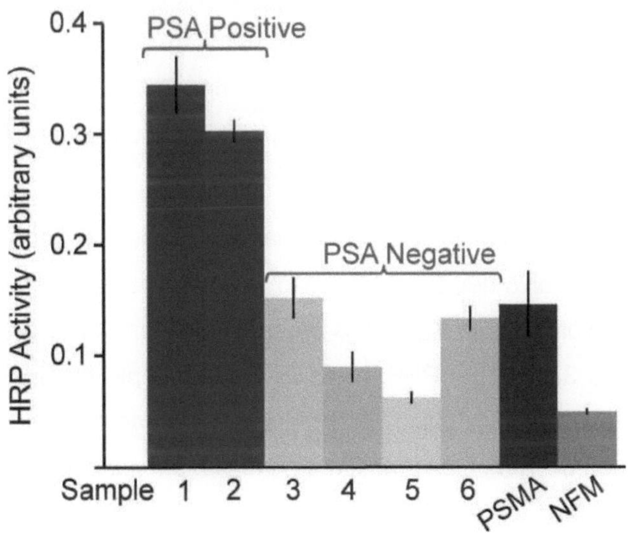

Figura 2-15. Deteção de PSMA em amostras de urina humana utilizando anticorpos de captura e deteção específicos para PSMA através de um ensaio ELISA em sanduíche. Os pormenores da amostra estão incluídos na Tabela 2-2. Uma solução de PSMA 5,6 nM constitui uma referência positiva. As amostras negativas para PSA e uma solução de leite magro a 0,2% em PBS servem como controlos negativos.

CONCLUSÕES

O LOD de 100 pM medido experimentalmente e obtido para o fago **2** envolvido com K_{CS} **-1** é uma melhoria significativa em relação ao nosso esforço anterior, que tinha um LOD >66 nM[22] para o PSMA. Esta sensibilidade de deteção satisfaz um requisito fundamental para aplicações clínicas. O efeito de avidez baseado no quelato e a elevada especificidade obtida devido ao modo de ligação bidentado distinguem este trabalho dos nossos esforços anteriores e também são responsáveis pela melhoria significativa da relação sinal/ruído e do LOD obtidos sem amplificação enzimática. Além disso, a inclusão de urina sintética como solução de analito expande a aplicabilidade da técnica. No entanto, os filmes de biossensores relatados não foram optimizados. Poderiam ser introduzidas outras melhorias para obter uma maior resposta, sem amplificação, para concentrações mais baixas de PSMA, como demonstrado por experiências anteriores com películas biossensoras semelhantes.[35]

Em conclusão, o envolvimento do fago com ligandos adicionais pode aumentar a afinidade do alvo devido a um efeito sinérgico baseado em quelatos. O fago-2 envolvido com K_{cs} **-1** liga-se ao PSMA com um *K de* 33 nM_d e um LOD de 3,1 nM em PBF, e um LOD de 100 pM medido experimentalmente em urina sintética. Além disso, a capacidade de detetar o PSMA a partir de 100 µL de amostra de urina de um doente com cancro da próstata ilustra o potencial da utilização do PSMA como marcador clínico para diagnósticos precoces e medições baseadas em biossensores. No futuro, os biossensores serão optimizados para uma melhor deteção do PSMA e serão utilizados para o ensaio de amostras de urina humana.

MATERIAIS E MÉTODOS

Todos os produtos químicos e reagentes foram adquiridos à Sigma-Aldrich e utilizados como recebidos, exceto quando indicado em contrário. O fago auxiliar KO7 e a peroxidase de rábano conjugada com o anticorpo monoclonal α-M13 foram adquiridos à GE Healthcare Life Sciences. O PSMA foi uma dádiva generosa dos Drs. William Ernst e Gary Fuji (Molecular Express). O ácido 4-Azido butanóico foi uma dádiva generosa do Dr. Ting-Bin Yu e do Professor Zhibin Guan (UC, Irvine). O ácido 4-pentinóico (GFS Chemicals, Inc.), o hexafluorofosfato de O-benzotriazole-N,N,N',N'-tetrametilurónio, HBTU (GL Biochem Ltd.), a Tris-(benziltriazolilmetil)amina (Anaspec Inc.), o tampão de acetato de trietilamónio (Fluka Biochemika) e o monolaurato de sorbitano, Tween-20 (EMD Science) foram utilizados tal como recebidos. Para a preparação das soluções, foi utilizada água Milli-Q UV.

Propagação do bacteriófago M13

Os vetores de exibição de fagos M13 (fagóides) contendo os genes que codificam P8 fundidos com o peptídeo **1** ou **2** foram usados para transformar $CaCl_2$ células competentes de *E. coli* XL-1 Blue, antes de serem plaqueadas em placas de ágar LB suplementadas com 50 µg/mL de carbenicilina. As células foram cultivadas a 37° C em 2 mL de meio 2YT suplementado com carbenicilina (50 µg/mL) até a cultura atingir o crescimento em fase logarítmica. A cultura foi então infetada com o fago auxiliar KO7 (10^{10} phage/mL) e agitada a 250 rpm durante 1 h a 37 OC. A cultura inicial foi então transferida para 75 mL de meio 2YT/carbenicilina suplementado com canamicina (10 µg/mL). A cultura foi agitada a 250 rpm durante 16-18 h a 37° C. Para isolar o fago das células, a cultura foi centrifugada durante 10 min a 10 krpm a 4 oc. O sobrenadante foi decantado em tubos separados, e o fago foi precipitado pela adição de 1/5th volume de PEG-NaCl (2,5 M NaCl, 20% PEG-8000). A solução foi incubada no gelo durante 1 h. De seguida, os fagos foram recuperados por centrifugação durante 20 min a 10 krpm. O sobrenadante foi eliminado e o pellet de fagos foi ressuspenso em solução salina tamponada com fosfato (PBS, 135 mM NaCl, 2,50 mM KCl, 8,00 mM Na_2HPO_4, 30,0 mM KH_2PO_4, pH 7,2) com adição de 0,05% de Tween-20. Após centrifugação adicional durante 10 minutos a 15 krpm, o passo de precipitação de fagos foi repetido como descrito acima. A concentração de fagos foi determinada por absorvância UV a 268 nm (OD_{268} = 8,31 nM).

Para a incorporação do fago nas películas de PEDOT-vírus, o pellet de fago obtido após o protocolo acima foi ressuspendido numa solução aquosa de $LiClO_4$ (12 mM).

Síntese de péptidos em fase sólida

Os péptidos foram sintetizados à escala de 0,40 mmol seguindo os procedimentos padrão para a síntese de péptidos em fase sólida com aminoácidos protegidos com Fmoc em resina de Rink-amida (Novabiochem). O último passo de acoplamento foi efectuado com ácido 4-azidobutanóico ou ácido 4-pentinóico para produzir os péptidos funcionalizados com azida ou alcino, respetivamente. Os péptidos sintetizados com um terminal C de carboxamida foram clivados da resina por tratamento com 9,5 mL de ácido trifluoroacético, 250 µL de triisopropilsilsilano e 250 µL de água numa atmosfera de N_2 durante 3 h. A mistura de clivagem foi filtrada da resina e os péptidos foram precipitados por adição de éter dietílico gelado. Os péptidos foram recuperados por centrifugação a 3 krpm durante 20 min a 4° C, e ressuspensos em água antes da liofilização. Os péptidos foram caracterizados por espetrometria de massa MALDI-TOF, seguida de purificação por HPLC de fase inversa com uma coluna C_{18}. As fracções que continham os péptidos purificados foram combinadas e concentradas por evaporação rotativa, seguida de liofilização. Os péptidos purificados foram caracterizados por espetrometria de massa MALDI-TOF. O *m/z* calculado para o péptido-1 [M^+] 1349,67, encontrado 1350,1. O *m/z* *calculado para* o péptido-2 [M^+] 2040,28, encontrado 2040,23. O *m/z* calculado para o péptido K_{14} funcionalizado com alquino [$M+Na]^+$ 1914,37, encontrado 1914,18.

Reação de química de clique para a síntese de Kcs-2

Como protocolo representativo da reação de química de clique, a síntese de K_{cs} **-2** foi adaptada do protocolo da Lumiprobe Corporation para aplicação a péptidos, com as seguintes excepções.[36] Em primeiro lugar, a reação foi realizada a 200 μM de concentração de péptido desativado por azida em 75% de acetonitrilo e 25% de água. Em segundo lugar, foi utilizada água como solvente, em vez de DMSO. Em terceiro lugar, foi utilizada uma concentração final de 1 mM de $CuSO_4$ e o passo de precipitação em acetona foi ignorado. A formação do produto foi confirmada por espetrometria de massa MALDI-TOF antes da purificação. Para a purificação, a mistura de reação foi primeiro concentrada utilizando microconcentradores de corte de 2 kD MW, e depois concentrada sob alto vácuo até aproximadamente 100 μL. A mistura de reação concentrada foi purificada por HPLC analítico de fase inversa. O produto purificado foi então submetido a HPLC analítico de fase inversa e MALDI-TOF, para verificar a pureza e confirmar a identidade, respetivamente. O *m/z* *calculado* para K_{cs} **-1** [M^+] 3240,05, encontrado 3240,08. O *m/z* *calculado* para **Kcs-2** [M^+] 3930,31, encontrado 3930,35.

Ensaio de Imunoabsorção Enzimática (ELISA) para a deteção de PSMA

Num ELISA baseado em fagos, os poços específicos de uma placa de microtitulação de 96 poços (Nunc Maxisorp) foram revestidos com 100 µL/well de uma solução de PSMA (5,56 ou 11,1 nM) monómero ou dímero de proteína diluída em PBS. A placa foi incubada durante 1 h num agitador à temperatura ambiente. A solução de revestimento foi removida e os poços foram bloqueados com 320 µL/well de solução de BSA a 0,2% w/v em PBS durante 30 minutos, e lavados três vezes com 300 µL/well de tampão de lavagem PT (0,05% Tween-20 em PBS). Separadamente, os péptidos de ligação ao PSMA representados por fagos foram diluídos em série juntamente com um controlo negativo (KO7) em tampão de diluição de fagos, PBT (0,1% w/v BSA, 0,1% Tween-20 em PBS). Os poços da placa ELISA foram então incubados com as amostras de fago (100 µL/well) durante 1 h. Os poços foram lavados cinco vezes com PT e depois incubados com anticorpo anti- M13 conjugado com peroxidase de rábano (100 µL/well, diluição 1:5000 em PBT) durante 30 min. Os poços foram lavados três vezes com PT e duas vezes com PBS. A placa foi então revelada por incubação com solução de substrato HRP (100 µL/well; 1 mg/mL de dicloridrato de *o-fenilenodiamina* e 0,02% w/v H_2O_2) em tampão de ácido cítrico (50 mM de ácido cítrico, 50 mM Na_2HPO_4, pH 5,0). Após um período de incubação adequado, a atividade da HRP foi medida espectrofotometricamente a 450 nm utilizando um leitor de placas de microtítulo (Bio-Tek).

ELISA de envolvimento baseado em fago: O fago (5 nM em 225 µL) e 2 µL do produto purificado da reação de cicloadição, K_{CS} **-1/2** (308,7 µM) em água: acetonitrilo (60:40), foram misturados e diluídos em série em PBT. A solução foi agitada à temperatura ambiente durante 15 minutos num agitador orbital. Após o bloqueio da placa ELISA, os poços foram lavados três vezes com PT e uma vez com 300 μL/well de PBS-NaCl (PBS suplementado com 0,2 M NaCl). As soluções de fagos envolvidos (100 μL/poço) foram então transferidas para os poços apropriados de uma placa ELISA, preparada como descrito acima. Os poços foram lavados quatro vezes com PT e duas vezes com PBS, seguido de incubação com anticorpo anti-M13 conjugado com peroxidase de rábano (diluição 1: 15000). Os poços foram então lavados seis vezes com tampão de lavagem PT e duas vezes com PBS. Os níveis de ligação dos fagos foram quantificados como descrito acima.

ELISA para a deteção de PSMA em amostras de urina

Para a captura de PSMA, os poços específicos de uma placa ELISA foram revestidos com 100 μL/poço de uma solução de anticorpo de captura anti-PSMA (YPSMA-1, Abcam) (diluição 1:2000 em PBS). A placa foi incubada durante 1 h num agitador à temperatura ambiente. A solução de revestimento foi removida e os poços foram bloqueados com 320 μL/well de solução de leite magro a 0,2% w/v em PBS durante 45 min. A solução de bloqueio foi preparada por agitação à temperatura ambiente durante 30 minutos, seguida de incubação em gelo durante 30 minutos. Em seguida, a placa foi lavada três vezes com 300 μL/well de PT, e uma vez com 300 μL/well de PBS-NaCl. Os poços da placa ELISA foram então incubados com 100 μL/poço de amostras de urina, ou solução de PSMA 5,6 nM, ou solução de leite desnatado (controlo negativo) durante 1 h. Os poços foram lavados três vezes com 300 μL/well de PT, e uma vez com 300 μL/well de PBS-NaCl, e depois incubados com 100 μL/well de uma solução de anticorpo de deteção monoclonal de coelho anti- PSMA (EP3254, Abcam) (diluição 1:1000 em PBS) durante 1 h. Os poços foram lavados três vezes com PT e uma vez com PBS e, em seguida, incubados com anticorpo secundário anti-coelho conjugado com peroxidase de rábano (100 μL/poço, diluição 1:2000 em PBS) durante 1 h. Os poços foram lavados três vezes com PT e uma vez com PBS. A placa foi então revelada por incubação com solução de substrato HRP com 2 mg/mL de dicloridrato de *o-fenilenodiamina*.

Síntese de filmes de Phage-PEDOT

Um elétrodo circular de ouro (CH instruments) foi polido manualmente com três pastas de polimento de diamante (Ted Pella) com partículas de 1, 0,5 e 0,25 µm num pano de polimento (Buehler) e sonicado em água nanopura durante 10 minutos. Foi utilizado um elétrodo de película de platina limpo por chama como contra elétrodo. O elétrodo foi colocado na solução de revestimento de vírus-PEDOT (12,5 mM $LiClO_4$, 2 τM EDOT e 3 ∩M fago). A electropolimerização ocorreu por ciclagem entre 0,2 e 1,15 V vs elétrodo de referência Ag/AgCl durante 10 ciclos utilizando um PARSTAT 2273 controlado com software POWERCV (Princeton Applied Research, Oak Ridge, TN), a uma taxa de varrimento de 20 mV/s. As películas sintetizadas foram lavadas com água Milli-Q e transferidas para o tampão de corrida, 0,1% Tween 20 em fluoreto tamponado com fosfato (PBF, 4,2 mM Na_2HPO_4, 1,5 mM KH_2PO_4 e 140 mM NaF, pH 7,2).

Análise SEM

A microscopia eletrónica de varrimento foi realizada utilizando um MEV Philips XL30 FEG com uma tensão de funcionamento de 10 kV. As amostras foram revestidas com uma camada fina de Ir por revestimento por pulverização catódica antes da análise SEM.

Medições de impedância

As películas vírus-PEDOT recentemente sintetizadas foram lavadas com água Milli-Q e depois equilibradas em tampão PBF-Tween durante 10 minutos. Em seguida, foram adquiridas cinco varreduras EIS consecutivas utilizando um potenciostato PARSTAT 2273 controlado pelo software POWERSine (Princeton Applied Research, Oak Ridge, TN), com

50 pontos de dados de frequência entre 0,1 Hz e 1 MHz com uma amplitude de modulação de tensão de 10 mV. O elétrodo foi então lavado com água e incubado com PSMA durante 30 minutos, seguido de lavagem com água e PBF-Tween. O elétrodo foi colocado de novo no tampão de corrida e equilibrado durante 10 minutos antes da aquisição de cinco varrimentos EIS consecutivos. Os dados foram ajustados ao modelo de Hill

utilizando o GraphPad Prism.[37]

Para a biossensorização com vírus envolvidos, as películas sintetizadas de PEDOT-vírus foram lavadas com água Milli-Q e depois incubadas com K_{cs} **-1** (308,7 μM) durante 15 min. O elétrodo foi então lavado com água e PBF-Tween, seguido de incubação com PSMA. Os exames EIS foram adquiridos conforme descrito acima. Para as séries de urina sintética, o elétrodo com a matriz de bioafinidade foi incubado com PSMA em urina sintética para atingir a concentração desejada. Os exames EIS foram efectuados como descrito acima.

REFERÊNCIAS

(1) Siegel, R.; Naishadham, D.; Jemal, A. Estatísticas do cancro, 2013. *CA-CancerJ. Clin.* **2013**, *63*, 11-30.

(2) Moyer, V. A. Screening for Prostate Cancer (Rastreio do cancro da próstata): U.S. Preventive Services Task Force Recommendation Statement (Declaração de Recomendação da Força-Tarefa de Serviços Preventivos dos EUA). *Ann. Intern. Med.* **2012**, *157*, 120-134.

(3) Madu, C. O.; Lu, Y. L. Novos biomarcadores de diagnóstico para o cancro da próstata. *J. Cancer* **2010**, *1*, 150-177.

(4) Murphy, G. P.; Kenny, G. M.; Ragde, H.; Wolfert, R. L.; Boynton, A. L.; Holmes, E. H.; Misrock, S. L.; Bartsch, G.; Klocker, H.; Pointner, J.; *et al. Measurement* of Serum Prostate-Specific Membrane Antigen, a New

Prognostic Marker for Prostate Cancer. *Urology* **1998**, *51*, 89-97.

(5) Sokoloff, R. L.; Norton, K. C.; Gasior, C. L.; Marker, K. M.; Grauer, L. S. A Dual-Monoclonal Sandwich Assay for ProstateSpecific Membrane Antigen: Levels in Tissues, Seminal Fluid and Urine (Níveis em tecidos, fluido seminal e urina). *Prostate* **2000**, *43*, 150-157.

(6) Xiao, Z.; Adam, B.-L.; Cazares, L. H.; Clements, M. A.; Davis, J. W.; Schellhammer, P. F.; Dalmasso, E. A.; Wright, G. L. A quantificação do antigénio de membrana específico da próstata no soro através de um novo imunoensaio de biochip de proteínas discrimina a doença benigna da próstata da doença maligna. *Cancer Res.* **2001**, *61*, 60296033.

(7) Schülke, N.; Varlamova, O. A.; Donovan, G. P.; Ma, D.; Gardner, J. P.; Morrissey, D. M.; Arrigale, R. R.; Zhan, C.; Chodera, A. J.; Surowitz, K. G.; *et al.* O homodímero do antigénio de membrana específico da próstata é um alvo funcional para a terapia do cancro. *Proc. Natl. Acad. Sci. USA* **2003**, *100*, 12590-12595.

(8) Chuang, A.-Y.; DeMarzo₁ A. M.; Veltri, R. W.; Sharma, R. B.; Bieberich, C. J.; Epstein, J. I. Immunohistochemical Differentiation of High-Grade Prostate Carcinoma from Urothelial Carcinoma. *Am. J. Surg. Pathol.* **2007**, *31*, 12461255.

(9) Su, S. L.; Huang, I. P.; Fair, W. R.; Powell, C. T.; Heston, W. D. Variantes de RNA do Antígeno de Membrana Específico da Próstata com Splicing Alternativo: Ratio of Expression as a Potential Measurement of Progression. *CancerRes.* **1995**, *55*, 1441-1443.

(10) Petrenko, V. A.; Vodyanoy, V. J. Phage Display for Detection of Biological Threat Agents. *J. Microbiol. Methods* **2003**, *53*, 253262.

(11) Nanduri, V.; Sorokulova, I. B.; Samoylov, A. M.; Simonian, A. L.; Petrenko, V. A.; Vodyanoy, V. Phage as a Molecular Recognition Element in Biosensors Immobilized by Physical Adsorption. *Biosens. Bioelectron.*

2007, *22*, 986-992.

(12) Ionescu, R. E.; Cosnier, S.; Herrmann, S.; Marks, R. S. Amperometric Immunosensorforthe Detection of Anti-West Nile Virus IgG. *Anal. Chem.* **2007**, *79*, 8662-8668.

(13) Smith, G. P. Filamentous Fusion Phage: Novos Vectores de Expressão que Apresentam Antigénios Clonados na Superfície do Virião. *Science* **1985**, *228*, 1315-1317.

(14) Kehoe, J. W.; Kay, B. K. Filamentous Phage Display in the New Millennium. *Chem. Rev.* **2005**, *105*, 4056-4072.

(15) Levin, A. M.; Weiss, G. A. Optimizing the Affinity and Specificity of Proteins with Molecular Display. *Mol. Biosyst.* **2006**, *2*, 49-57.

(16) Weiss, G. A.; Penner, R. M. The Promise of Phage Display: Afinidade e especificidade personalizadas. *Anal. Chem.* **2008**, *80*,

3082-3089.

(17) Diaz, J. E.; Yang, L.-M. C.; Lamboy, J. A.; Penner, R. M.; Weiss, G. A. Biosensors and Biodetection. *Methods Mol. Biol.* **2008**, *504*, 255-274.

(18) Yang, L.-M. C.; Diaz, J. E.; McIntire, T. M.; Weiss, G. A.; Penner, R. M. Direct Electrical Transduction of Antibody Binding to a Covalent Virus Layer Using Electrochemical Impedance. *Anal. Chem.* **2008**, *80*, 5695-5705.

(19) Yang, L.-M. C.; Tam, P. Y.; Murray, B. J.; McIntire, T. M.; Overstreet, C. M.; Weiss, G. A.; Penner, R. M. Virus Electrodes for Universal Biodetection. *Anal. Chem.* **2006**, *78*, 3265-3270.

(20) Arter, J. A.; Taggart, D. K.; McIntire, T. M.; Penner, R. M.; Weiss, G. A. Virus-PEDOT Nanowires for Biosensing. *Nano Lett.* **2010**, *10*, 4858-4862.

(21) Donavan, K. C.; Arter, J. A.; Pilolli, R.; Cioffi, N.; Weiss, G. A.; Penner,

R. M. Virus-poly(3,4-Ethylenedioxythiophene) Composite Films for Impedance-Based Biosensing. *Anal. Chem.* **2011**, *83*, 2420-2424.

(22) Arter, J. A.; Diaz, J. E.; Donavan, K. C.; Yuan, T.; Penner, R. M.; Weiss, G. A. Virus-Polymer Hybrid Nanowires Tailored to Detect Prostate-Specific Membrane Antigen. *Anal. Chem.* **2012**, *84*, 2776-2783.

(23) Lamboy, J. A.; Arter, J. A.; Knopp, K. A.; Der, D.; Overstreet, C. M.; Palermo, E. F.; Urakami, H.; Yu, T.-B.; Tezgel, O.; Tew, G. N.; *et al.* Phage Wrapping with Cationic Polymers Eliminates Nonspecific Binding between M13 Phage and High pI Target Proteins. *J. Am. Chem. Soc.* **2009**, *131*, 16454-16460.

(24) Lamboy, J. A.; Tam, P. Y.; Lee, L. S.; Jackson, P. J.; Avrantinis, S. K.; Lee, H. J.; Corn, R. M.; Weiss, G. A. Chemical and Genetic Wrappers for Improved Phage and RNA Display. *ChemBioChem* **2008**, *9*, 2846-2852.

(25) Welsh, L. C.; Symmons, M. F.; Sturtevant, J. M.; Marvin, D. A.; Perham, R. N. Structure of the Capsid of Pf3 Filamentous Phage Determined from X-Ray Fibre Diffraction Data at 3.1 A Resolution. *J. Mol. Biol.* **1998**, *283*, 155-177.

(26) *Fundamental Immunology* ; Paul, W., Ed.; 6ª ed.; Lippincott Williams&Wilkins, 2008.

(27) Murase, K.; Morrison, K. L.; Tam, P. Y.; Stafford, R. L.; Jurnak, F.; Weiss, G. A. EF-Tu Binding Peptides Identified, Dissected, and Affinity Optimized by Phage Display. *Chem. Biol.* **2003**, *10*, 161-168.

(28) Rostovtsev, V. V; Green, L. G.; Fokin, V. V; Sharpless, K. B. Um processo de cicloadição Huisgen por etapas: Ligação regiosselectiva catalisada por cobre (I) de azidas e alcinos terminais. *Angew. Chem., Int. Ed.* **2002**, *41*, 2596-2599.

(29) Erlanson, D. A. Introduction to Fragment-Based Drug Discovery

(Introdução à descoberta de medicamentos com base em fragmentos). *Top. Curr. Chem.* **2012**, *317*, 1-32.

(30) Sharma, P. S.; Pietrzyk-Le, A.; D'Souza, F.; Kutner, W. Electrochemically Synthesized Polymers in Molecular Imprinting for Chemical Sensing. *Anal. Bioanal. Chem.* **2012**, *402*, 31773204.

(31) Hill, A. V. The Possible Effects of the Aggregation of Molecules of Hemoglobin on Its Dissociation Curve (Os Efeitos Possíveis da Agregação de Moléculas de Hemoglobina na sua Curva de Dissociação). *J. Physiol.* **1910**, *40*, 4-7.

(32) Mccurdy, D.; Lin, Z.; Inn, K. G. W.; Iii, R. B.; Wagner, S.; Efurd, D. W.; Steiner, R.; Duffy, C.; Hamilton, T. F.; Brown, T. A.; *etal.*

Second Interlaboratory Comparison Study for the Analysis of 239 Pu in Synthetic Urine at the μ Bq (~100 aCi) Level by Mass Spectrometry [Segundo estudo de comparação interlaboratorial para a análise de 239 Pu em urina sintética ao nível de μ Bq (~100 aCi) por espetrometria de massa]. *J. Radioanal. Nuci. Chem.* **2005**, *263*, 447-455.

(33) *Clinical Laboratory Medicine* ; McClatchey, K. D., Ed.; 2ª ed.; Lippincott Williams & Wilkins, 2002.

(34) Thompson, I. M.; Pauler, D. K.; Goodman, P. J.; Tangen, C. M.; Lucia, M. S.; Parnes, H. L.; Minasian, L. M.; Ford, L. G.; Lippman, S. M.; Crawford, E. D.; *et al.* Prevalência de cancro da próstata em homens com um nível de antigénio específico da próstata < ou = 4,0 Ng por mililitro. *N. Engl. J. Med.* **2004**, *350*, 2239-2246.

(35) Donavan, K. C.; Arter, J. A.; Weiss, G. A.; Penner, R. M. Filmes biocompostos de vírus-poli(3,4-etilenodioxitiofeno). **Langmuir2012**, *28*, 12581-12587.

(36) Lumiprobe http://www.lumiprobe.com/protocols/click-chemistry- dna-labeling (acedido em 7 de setembro de 2011).

(37) Motulsky, H. J. Analyzing Datawith GraphPad Prism, GraphPad Software Inc., San Diego CA http://www.graphpad.com.

CAPÍTULO 3

Biossensorização com híbridos de eléctrodos de vírus

Referência principal: Kritika Mohan, Reginald M. Penner, Gregory A. Weiss. Biosensing com híbridos de eléctrodos de vírus. *Protocolos actuais*, **2015**, 7(2), 53-72. (Artigo convidado)

RESUMO

Os eléctrodos de vírus respondem a dois grandes desafios associados à biossensorização. Em primeiro lugar, a superfície dos vírus pode ser facilmente adaptada para uma ligação específica e de elevada afinidade aos biomarcadores visados. Em segundo lugar, os vírus são aprisionados num polímero condutor para medição quantitativa, baseada na resistência eléctrica, da concentração de biomarcadores. Para aumentar ainda mais a sensibilidade do dispositivo, dois ligandos diferentes podem ser ligados à superfície do vírus e aumentar a afinidade aparente para o biomarcador. No exemplo aqui apresentado, os dois ligandos ligam-se ao analito num modo de ligação bidentado com um efeito de avidez baseado em quelatos, resultando num limite de deteção de 100 pM observado experimentalmente para o biomarcador do cancro antigénio específico da membrana da próstata. A abordagem não requer amplificação enzimática e permite medições em tempo real sem reagentes. Este capítulo apresenta protocolos gerais e aprofundados para o desenvolvimento de tais biossensores com vírus modificados para a deteção melhorada de proteínas-alvo arbitrárias. Com base no capítulo 2, apresento aqui uma descrição aprofundada das estratégias e protocolos adoptados, bem como a informação de base associada.

INTRODUÇÃO

Este capítulo descreve um protocolo geral para o desenvolvimento de um biossensor destinado a detetar eficazmente biomarcadores de cancro nos fluidos biológicos dos doentes, incluindo sangue e urina. Os biossensores de eléctrodos de vírus permitem uma deteção em tempo real, altamente sensível e sem reagentes, da proteína visada.[1] O bacteriófago filamentoso M13, o elemento de reconhecimento biológico, apresenta ligandos peptídicos para um biomarcador específico. Estes vírus e os ligandos exibidos pelos fagos são incorporados no biossensor durante a polimerização eletroquímica com um polímero orgânico condutor, o poli-3,4- etilenodioxitiofeno (PEDOT), em eléctrodos de ouro.[2-6] Após a ligação, uma perturbação na impedância eléctrica do elétrodo resulta numa medição quantitativa do biomarcador alvo. Neste artigo, o analito alvo é o antigénio de membrana específico da próstata (PSMA), um biomarcador do cancro da próstata.[7-9]

A elevada sensibilidade ao PSMA resultou da ação sinérgica de dois ligandos PSMA diferentes na mesma partícula de vírus, Figura 2-2. Um ligando, designado por ligando de reconhecimento primário, foi geneticamente codificado por um fagócito encapsulado no vírus. O segundo ligando, designado por ligando de reconhecimento secundário, foi sintetizado quimicamente como um péptido de fusão para oligolisina, ou seja, K_{CS} **-1** ou K_{CS} **-2** (em que K_{CS} é definido como "lisina [K], quimicamente sintetizada"; ver Quadro 2-1) para envolvimento eletrostático em torno da superfície do fago. Os ligandos duplos resultam num ligante bidentado com uma exposição densa de ligandos para uma melhor deteção de PSMA através de uma elevada concentração de ligandos e de um efeito de avidez baseado em quelatos.[10] Biossensorização com vírus-

As películas de PEDOT proporcionaram um limite de deteção (LOD) de

100 pM para o PSMA em urina sintética sem necessidade de amplificação enzimática ou outra.[1] A abordagem relatada utiliza dois ligandos com afinidades alvo variáveis para alcançar uma elevada sensibilidade para o biomarcador visado.

Os biossensores baseados em fagos oferecem uma série de vantagens importantes. Em primeiro lugar, o fago e os ligandos peptídicos apresentados são extraordinariamente estáveis.[11] Por exemplo, as superfícies híbridas de vírus são estáveis durante mais de 14 horas em tampão de fluxo rápido e de elevada força iónica,[4] e o fago mantém as suas capacidades de ligação após 6 semanas a 65° C.[12] Em segundo lugar, o fago forma cristais líquidos a uma concentração elevada, o que pode maximizar a densidade de empacotamento nos biossensores. Observámos este empacotamento denso, que faz com que os fagos se alinhem como palitos de fósforo, na microscopia de força atómica da superfície do nosso vírus covalente.[4] Em terceiro lugar, a "arquitetura de floresta de algas" da superfície do vírus covalente, que observámos por QCM, permite uma cinética rápida na ligação a biomarcadores.[13] Esta ligação cooperativa e multiponto foi observada por SPR para uma superfície baseada em fagos.[14]

Mais importante ainda, os fagos permitem facilmente a adaptação a alvos moleculares arbitrários. O phage display tem sido aplicado com sucesso a uma vasta gama de alvos, incluindo proteínas (como aqui descrito), ADN e pequenas moléculas. A arquitetura aqui descrita, por exemplo, pode ser aplicada à deteção de diferentes biomarcadores para uma vasta gama de doenças, bastando para tal modificar o ADN viral para ligandos que visem biomarcadores associados a cada doença.

PLANEAMENTO ESTRATÉGICO

A seleção dos biomarcadores visados exige uma análise cuidadosa. Por exemplo, o PSMA, um biomarcador do cancro da próstata, é libertado na amostra de urina de doentes com cancro.[15] Assim, serve como alvo adequado para testes não invasivos na urina dos doentes. Foram utilizadas bibliotecas de péptidos exibidos por fagos para selecionar ligandos que se ligam seletivamente ao PSMA.[16-18] Teoricamente, os ligandos apresentados em fagos podem ser péptidos ou proteínas, mas para os ligandos de reconhecimento secundário, os péptidos são preferidos para uma apresentação densa dos ligandos. Além disso, o elevado número de cópias de ligandos peptídicos nas superfícies dos fagos aumenta a sua concentração efectiva na camada de bioafinidade.

Uma vasta gama de produtos químicos bio-ortogonais pode permitir a ligação do ligando de reconhecimento secundário. É preferível uma abordagem modular em vez da síntese de um péptido longo para obter rendimentos mais elevados do péptido sintético. Além disso, a metade de oligolisina do invólucro pode permanecer constante para todos os invólucros. Assim, é vantajoso sintetizar as duas metades separadamente e substituir diferentes ligandos de reconhecimento secundário. A alquino-cicloadição azida catalisada por cobre, uma reação de "clique", pode ligar as duas metades do invólucro, uma vez que a reação oferece uma síntese convergente que se processa à temperatura ambiente em solução aquosa.[19]

A geração da matriz de bioafinidade no elétrodo de ouro pode ser realizada por adsorção, aprisionamento, interação específica, ligação cruzada e ligação covalente. O aprisionamento biomolecular dos vírus numa matriz polimérica proporciona uma fixação robusta e permite que os ligandos permaneçam funcionais.[20] Além disso, o método é rápido e evita potenciais etapas de degradação dos fagos.

Os protocolos deste artigo descrevem um método geral para a deteção de um biomarcador utilizando biossensores electroquímicos constituídos por ligandos de exposição a fagos envolvidos por ligandos de reconhecimento secundário adicionais para aumentar a sensibilidade ao alvo, Figura 2-9B. Serão descritos três procedimentos básicos. Em primeiro lugar, os ligandos de reconhecimento secundário são sintetizados a partir de péptidos individuais. Em segundo lugar, os ligandos exibidos pelos fagos e os fagos de controlo são propagados e isolados. Em terceiro lugar, as películas de vírus-PEDOT são formadas antes da geração de uma curva de calibração para a deteção da proteína alvo. Como exemplo específico para ilustrar os passos acima mencionados, descreve-se aqui a incorporação de ligandos peptídicos na camada de bioafinidade para a deteção de PSMA.

SÍNTESE PEPTÍDICA DE LIGANDOS

A síntese convencional de péptidos em fase sólida foi utilizada para a produção de péptidos funcionalizados com alquino e azida (Tabela 2-1). Em seguida, os péptidos foram purificados por HPLC de fase inversa e as fracções caracterizadas por MALDI. As fracções relevantes foram então combinadas e a sua pureza analisada por HPLC de fase inversa analítica.

3.1 PROTOCOLO BÁSICO 1: REACÇÃO DE QUÍMICA DE CLICK PARA PREPARAR Kcs-1 E Kcs-2

Depois de sintetizados e purificados os péptidos funcionalizados com azida e alquino, o passo seguinte consiste em ligá-los por reação de clique, Esquema 2-1, indicado como K_c s-1 e K_c s-2 na Tabela 2-1. O protocolo de reação para a reação de clique é modificado a partir do protocolo Lumiprobe para oligonucleótidos.[21] Ao trabalhar com Cu(I), a desproporção de Cu(I) para Cu(II) ou Cu(O) leva à geração de estados não catalíticos de Cu. Os ligandos, como o TBTA, são normalmente utilizados para estabilizar o estado Cu(I). Em alternativa, se a reação se processar a um ritmo rápido, a adição de ligandos pode ser evitada. O acetato de trietilamónio actua como um tampão.

MATERIAIS

Solução-mãe de péptido alquino-funcionalizado (2OO µM em água) Tampão de acetato de trietilamónio (1 M, pH 7) Água de qualidade para HPLC ou água Milli-Q

Solução de reserva de péptido funcionalizado com azida (2OO µM numa mistura de água e acetonitrilo 1:3)

Ácido ascórbico

Sulfato de cobre

3.1.1 Preparação da reação de cicloadição

1. Preparar uma solução de ácido ascórbico 5 mM em água de qualidade HPLC.

A solução é instável e deve ser deitada fora após cada utilização. Recomenda-se, mas não é necessário, água de grau HPLC; foram observados resultados inconsistentes em reacções realizadas em água Milli-Q.

2. Alíquota de 200 µL da solução de péptido alquino-funcionalizado para um tubo cónico de 15 mL.

A concentração dos péptidos funcionalizados com azida e alquino na mistura final da reação será de 40 µM. Concentrações mais elevadas resultaram em rendimentos mais baixos. Devem ser utilizadas reacções paralelas de 40 µM, à escala de 1 mL, para obter rendimentos mais elevados e mais produto. As misturas de reação das reacções paralelas podem então ser combinadas antes da caraterização.

3. Adicionar 50 µL de solução tampão de acetato de trietilamónio para uma concentração final de 50 mM.

4. Adicionar a quantidade necessária de água para HPLC de modo a que o volume final da reação, após a adição das soluções abaixo, seja de

cerca de 1 mL. Agitar a solução em vórtice.

5. Adicionar 200 µL da solução-mãe de péptido funcionalizado com azida. Agitar em vórtice.

Se necessário, o péptido funcionalizado com azida pode ser utilizado em ligeiro excesso, tal como sugerido no protocolo Lumiprobe. Um rácio de 1:1 forneceu os resultados esperados com os péptidos aqui utilizados.

6. Aspergir a mistura reacional por borbulhamento através de um gás inerte (por exemplo, azoto) durante 30 segundos.

7. Adicionar 200 µL da solução de ácido ascórbico. Agitar brevemente em vórtice.

8. Adicionar uma solução de 10µLCuSO$_4$ (100 mM).

9. Aspergir novamente a mistura reacional com azoto durante 10 segundos.

O recipiente de reação (tubo cónico) deve ser imediatamente selado para evitar a absorção de oxigénio pela solução.

10. Agitar o tubo cónico e incubar durante a noite (≈16 horas) à temperatura ambiente.

Um precipitado observado após a adição de todos os reagentes resulta provavelmente de uma concentração elevada de ligando peptídico funcionalizado com azida. Para além da diminuição das concentrações do ligando peptídico funcionalizado com azida, a solução pode ser aquecida a 80 °C durante alguns minutos.

3.1.2 Caracterização da formação do produto

11. Juntar as reacções num tubo cónico.

12. Executar a espetrometria de massa MALDI-TOF numa amostra do produto da reação para confirmar a formação do produto.

O ácido α-ciano-4-hidroxicinâmico foi utilizado como matriz para a preparação da amostra.

3.1.3 Purificação do produto da reação de cicloadição

13. Concentrar a mistura de reação utilizando microconcentradores de corte de peso molecular de 2 kD.

Em geral, foram realizadas dez reacções e concentradas até 500 µL a 1 mL para posterior purificação.

14. Executar HPLC de fase inversa para purificação.

As reacções foram executadas a 40 µM, pelo que a concentração do produto é insuficiente para executar a HPLC preparativa. O produto foi purificado utilizando HPLC à escala analítica. Foram efectuadas várias passagens. As fracções foram analisadas por MALDI- TOF, e as fracções apropriadas de diferentes séries foram combinadas.

15. Colocar as fracções sob vácuo rápido para remover o solvente.

16. Ressuspender o produto para uma concentração final de 1 µg/µL numa mistura de 60:40 de água: acetonitrilo.

Para a ressuspensão final, utilizou-se água de grau HPLC. A percentagem de acetonitrilo deve ser utilizada conforme necessário para a solubilidade.

3.2 PROTOCOLO BÁSICO 2: PROPAGAÇÃO, ISOLAMENTO, PURIFICAÇÃO E QUANTIFICAÇÃO DE FAGOS

Os bacteriófagos M13 infectam bactérias gram-negativas (por exemplo, *E. coli*) e podem ser facilmente isolados de culturas bacterianas. Os fagóides (vectores semelhantes a plasmídeos) codificam a apresentação de ligandos peptídicos como fusões com uma sequência sinalizadora de localização periplasmática (sequência líder stll: MKKNIAFLLASMFVFSI ATNAYA ou DsbA: MKKIWLALAGLVLAFSASA) e o *TERMINAL N* de P8, a principal proteína de revestimento. O péptido sinalizador dirige a proteína resultante para o periplasma. Além disso, a sequência também incorpora um local de sinalização da peptidase, que é clivado, conduzindo ao péptido apresentado fundido com o terminal N da proteína de revestimento P8 através do ligante Gly-Ser (GGGSGSSSGGGGSGGGG). A ordem da fusão resultante é a seguinte: sequência de sinal-(N-terminal-peptídeo ligante)-(Gly-Ser linker)-P8-COOH. O ADN que codifica os péptidos apresentados foi introduzido por mutagénese.[22] O fagóide também inclui um marcador de resistência a antibióticos para permitir selecções para a sua propagação na presença de carbenicilina, tal como utilizado a seguir. Outras proteínas necessárias para a propagação e montagem do fago são fornecidas separadamente através da co-infeção das culturas com o fago auxiliar (M13 KO7). O genoma do KO7 tem um sinal de empacotamento mutado, que diminui a sua eficiência e assegura o empacotamento preferencial do ADN do fagócito. Os vírus encapsulados são então segregados das bactérias e podem ser precipitados da cultura utilizando a precipitação PEG-NaCl. Este protocolo detalha todos os passos necessários para obter fago purificado.

MATERIAIS

E. Células *ColiXLI* Blue (CaCl$_2$ competentes; por exemplo, Stratagene)

Vectores de exibição de fagos M13 (phagemids, Vrisko Limited)

Meio 2YT (16 g de triptona, 10 g de extrato de levedura, 5 g de NaCl; ajustar a 1 litro com água purificada Milli-Q, pH 7; esterilizar por autoclavagem) Stock de carbenicilina (50 mg/ml em água estéril, ou seja, água purificada Milli-Q autoclavada)

Tetraciclina de reserva (5 mg/ml em água estéril, ou seja, água purificada Milli-Q autoclavada)

Estoque de canamicina (40 mg/ml em água estéril, ou seja, água purificada Milli-Q autoclavada)

Helper phage (GE Healthcare Life Sciences)

PEG-NaCl (2,5 M NaCl, 20% PEG-8000)

PBS-Tween (PBS: 135 mM NaCl, 2.5 mM KCl, 8 mM Na_2HPO_4, 30 mM KH_2PO_4, pH 7.2 com adição de 0.05% Tween-20)

Perclorato de lítio ($LiClO_4$) Tubos Flacon de 15 ml

Frascos de centrifugação de 50 e 250 ml

Placas transparentes UV (Corning, cat. n.o 3635)

Leitor de placas de microtítulo (Bio-Tek)

Nota: Todos os tampões e soluções utilizados para a propagação de fagos são esterilizados antes da utilização por autoclavagem. As soluções como o PBS-Tween são filtradas de forma estéril após a adição de Tween ao PBS estéril.

1. Transformar os vectores de exposição de fagos M13 (fagóides) que codificam o péptido-2 ligado a P8 em células de *E. coli* XL1 Blue competentes em $CaCl_2$, seguindo o protocolo da Addgene para a transformação bacteriana por choque térmico.[23]

2. Espalhar as células transformadas em placas de ágar LB suplementadas com 50 µg/mL de carbenicilina. Incubar durante a noite a 37° C.

2.1.1 Culturas iniciais para propagação de fagos

3. Alíquota de 2 mL de meio 2YT para dois tubos Falcon de 15 mL e adicionar 2 µL de carbenicilina e 1 µL de tetraciclina dos stocks de antibióticos a cada tubo.

XL1 Blue E. coli codificam o gene de resistência à tetraciclina num plasmídeo com o gene que codifica o pili F, que é necessário para a infeção por fagos.

4. Adicionar uma única colónia a cada uma das duas culturas.

5. Incubar as culturas com agitação a 37 oc até cada cultura atingir a fase de crescimento logarítmico (OD_{600} de≈0,45-0,5).

Agitar as culturas numa posição inclinada melhora o crescimento, uma vez que proporciona um maior arejamento nos tubos Falcon. O crescimento das culturas até à fase logarítmica é crucial para obter uma elevada eficiência de infeção.[24] Existem apenas alguns F pili presentes por célula bacteriana. No entanto, se for atingida uma densidade elevada de células, permitindo que as células cresçam para além da fase logarítmica, a expressão de F pili é reduzida. Isto resulta numa menor eficiência da infeção. As incubadoras com agitação são reguladas para 250 rpm.

6. Infetar a cultura com o fago auxiliar K07 com uma multiplicidade de infeção (MOI) de 4,6.

O MOI também pode ser calculado como o rácio entre o número de partículas de fago adicionadas e o número de células bacterianas na cultura. Para as partículas de fago, uma OD_2 qs de 1 = 5 × 10^{12} partículas/mL. Para as células bacterianas, uma DO_{600} de 1 = 1× 10^9 células/mL.

7. Incubar as culturas com agitação durante 1 hora37° C.

3.2.2 Cultivar culturas nocturnas

8. Transferir 150 mL de meio 2YT para um balão de 500 mL com deflector. Adicionar 150 µL de carbenicilina e 75 µL de canamicina.

O gene de resistência à canamicina está presente no genoma do fago auxiliar KO7. Assim, o antibiótico é adicionado a meia força às culturas nocturnas. Para as culturas nocturnas, é desejável que a relação entre o volume do frasco e a cultura seja >3:1, para um arejamento ótimo da cultura.

9. Transferir as duas culturas iniciadoras para a cultura nocturna de 150

mL preparada no passo 8.

*Uma relação de ≈135 entre os volumes das culturas inicial e nocturna funciona para a maioria dos fagos. Alguns fagos crescem melhor em tamanhos de cultura maiores ou menores. Para o fago Stop-4 (fagóide embalado no fago sem ligandos apresentados) e o **fago-2**, recomendam-se volumes de cultura nocturna de 150 mL e 450 mL, respetivamente. Os volumes específicos utilizados aqui foram baseados no tamanho das garrafas de centrifugação disponíveis.*

10. Incubar as culturas durante a noite com agitação a 37° C.

*Tal como acontece com o tamanho da cultura, a duração das culturas nocturnas pode ser uma variável importante, que pode exigir uma personalização. Para o fago Stop-4 e o **fago-2**, as durações de cultura nocturna de 16 e 19 horas, respetivamente, foram consideradas óptimas.*

3.2.3 Precipitação de fagos

11. Alíquota de 30 mL de PEG-NaCl para um frasco de centrifugação de 250 mL. Colocar o frasco em gelo.

Recomenda-se o pré-arrefecimento do tubo de centrifugação para obter rendimentos mais elevados. O volume de PEG-NaCl utilizado é ≈1⁄5th o volume da cultura nocturna.

12. Transferir a cultura nocturna para outro tubo de centrifugação de 250 ml. Centrifugar a 15.334 ×g durante 10 min a 4 oc.

A centrifugadora deve ser arrefecida previamente a 4 °C antes da centrifugação. Nesta altura, as células bacterianas estão contidas no pellet e as partículas de vírus permanecem suspensas no sobrenadante.

13. Transferir o sobrenadante da etapa 12 para o tubo de centrifugação que contém PEG-NaCl (etapa 11). Misturar invertendo o tubo 10 vezes.

Durante a transferência, deve ter-se o cuidado de não perturbar o sedimento celular.

14. Incubar a solução em gelo durante 1 hora.

A solução contém fago, pelo que o tubo deve estar sempre completamente coberto de gelo.

15. Centrifugar a 15.334 × g durante 20 minutos a 4° C. Decantar e rejeitar o sobrenadante.

16. Recentrifugar a 2445 ×g durante 4 min a 4 oc.

Após o passo 15, o pellet de fagos pode aparecer como um esfregaço ao longo do lado do tubo. Este passo ajuda a recolher o pellet no fundo do tubo de centrifugação. Se os tubos de centrifugação forem colocados na posição exacta como anteriormente, com o sedimento virado para o centro do rotor, o sedimento será recolhido no mesmo local. Deve-se ter cuidado para não exagerar na centrifugação; caso contrário, a ressuspensão subsequente do pellet de fago torna-se mais difícil. Uma centrifugação de 4 minutos é geralmente suficiente e óptima, a menos que o tamanho do pellet seja extremamente pequeno. Se necessário, a centrifugação pode ser reduzida para 2 minutos.

17. Remover o excesso de sobrenadante, colocando os tubos de centrifugação em toalhas de papel durante 1-3 minutos.

18. Ressuspender o pellet de fago em 5 mL de PBS-Tween.

O Tween ajuda a desagregar as partículas de fago. A ressuspensão deve ser efectuada em grande parte por pipetagem. Após a adição de PBS-Tween ao sedimento, a incubação em gelo durante alguns minutos amolece o sedimento e ajuda a ressuspensão. Os passos de pipetagem podem ser alternados com passos rápidos de vórtex. Durante a ressuspensão, o fago deve ser mantido no gelo tanto quanto possível.

19. Transferir para um tubo de centrifugação de 50 ml e centrifugar novamente a 13.776 × g durante 10 minutos a 40 °C.

Esta etapa permite a separação dos resíduos insolúveis da cultura de células.

3.2.4 Efetuar a segunda precipitação

20. Transferir o sobrenadante para um novo tubo de centrifugação. Adicionar 1/5° volume de PEG-NaCl e incubar em gelo durante 1 h.

A repetição dos passos de precipitação resulta num stock de fago muito mais limpo, largamente livre de impurezas.

21. Centrifugar durante 20 minutos a 30.996 × g a 4° C. Decantar e rejeitar o sobrenadante.

Uma vez que o volume da solução é muito menor em comparação com o tamanho inicial da cultura, podem ser utilizados tubos de centrifugação mais pequenos (50 mL) e velocidades mais elevadas para precipitar o fago.

22. Recentrifugar durante 4 minutos a 2204 × g a 4 oc. Remover o excesso de sobrenadante por meio de um blotting nos tubos de centrifugação.

O blotting remove qualquer PEG residual, que pode interferir com experiências futuras. Nesta fase, o pellet de fagos deve ter uma cor branca. O aparecimento de qualquer descoloração indica a presença de impurezas.

23. Ressuspender o pellet de fago em $LiClO_4$ e centrifugar novamente a 13.776 ×g durante 10 min a 4 oc.

A quantidade de LiClO 12 mM_4 utilizada deve ser reduzida ao mínimo para evitar a sobrediluição do stock de fago. A ressuspensão é feita em $LiClO_4$ uma vez que a solução de fagoEDOT necessária para a eletrodeposição da película no elétrodo de ouro utiliza $LiClO_4$. Para outros ensaios biológicos, a ressuspensão do fago pode ser efectuada em tampão fosfato.

3.2.5 Quantificação de fagos

24. Quantificar o fago medindo a absorvância UV da solução. Uma DO_{268} de1 = 8,31 nMou5× 10^9 fago/mL

Para medir a concentração de fagos, é preferível uma diluição 1:10 a uma diluição 1:100, uma vez que este volume evita pequenos erros de pipetagem que poderiam ocorrer com esta última diluição. Para armazenamento a longo prazo, as reservas de fagos devem ser diluídas para 40-65 nM. A estabilidade a 4° C varia, mas a maioria dos fagos é estável durante alguns dias. Para uma armazenagem prolongada, as reservas de fagos podem ser congeladas e armazenadas a -80 °C. Estas reservas de fagos são estáveis durante 6-12 meses. O aparecimento de fagos que se precipitam da solução indica um stock de fagos velho e inutilizável.

25. Da mesma forma, a experiência pode ser repetida para propagar o fago Stop-4 de controlo negativo.

3.3 PROTOCOLO BÁSICO 3: BIOSSENSORIZAÇÃO: FORMAÇÃO DA MATRIZ DE BIOAFINIDADE E DETECÇÃO ELECTROQUÍMICA

Em seguida, a matriz de bioafinidade do biossensor é preparada para a deteção eletroquímica de PSMA. A incubação e ligação do analito alvo, PSMA, ao elemento de reconhecimento biológico produz uma alteração nas suas propriedades eléctricas. Especificamente, observa-se um aumento da resistência do biossensor após a ligação do PSMA. Como descrito acima, o PEDOT é formado pela polimerização eletroquímica do EDOT na presença de $LiClO_4$ e partículas de vírus. A carga negativa na superfície do vírus permite a sua incorporação como iões contrários ao polímero PEDOT positivamente carregado que se deposita no elétrodo de ouro. A concentração de vírus utilizada na solução $EDOT-LiClO_4$ é um parâmetro importante. O aumento da concentração de vírus leva a uma maior incorporação de vírus na película de PEDOT.[25] Uma solução de vírus de 3 nM proporcionou uma concentração de trabalho óptima. A sensibilidade para a deteção de PSMA foi ainda melhorada envolvendo os vírus incorporados com ligandos de reconhecimento secundário adicionais.

A deteção do PSMA aplica a espetroscopia de impedância eletroquímica para monitorizar a alteração da resistência após a ligação do PSMA. Os dados foram recolhidos numa vasta gama de frequências e concentrações do analito. Para a curva de calibração, todos os cálculos efectuados e os parâmetros extraídos foram efectuados a 1000 Hz, tal como descrito anteriormente.[26] Como ponto de partida, as concentrações alvo não devem ser inferiores ao LOD do dispositivo.

A curva de calibração fornece a variação relativa da resistência obtida numa vasta gama de concentrações de PSMA. Os controlos negativos devem examinar a ligação não específica entre o alvo e os componentes que formam a matriz de bioafinidade; as medições com ligação do alvo a películas de PEDOT (sem vírus) constituem um controlo importante. Estes controlos também devem testar se o envolvimento do fago com ligandos adicionais aumenta a resistência e a ligação não específica. Os dados obtidos podem ser analisados para calcular parâmetros como o K aparente$_d$ para a interação entre o alvo e os ligandos exibidos pelo vírus, o LOD e a potencial cooperatividade.

MATERIAIS

Perclorato de lítio (LiClO$_4$)

Etileno-3,4-dioxitiofeno (EDOT)

Estoques de fagos (ver protocolo básico 2)

Fluoreto tamponado com fosfato (PBF)-Tween (PBF, 4,2 mM Na HPO$_{24}$,

1,5 Mm KH$_2$ PO$_4$ e 140 mM NaF, pH 7,2, filtrado estéril, com

adicionado 0,1% de Tween 20)

K$_{CS}$ **-1** (ver Protocolo Básico 1; utilizado como solução: dissolver K$_{CS}$ **-1**

numa solução de água de grau HPLC 40:60 com acetonitrilo até uma

concentração final de 1 µg/µl; **O STOCK DE** K$_{CS}$ **-1**   pode   ser

armazenado

indefinidamente a -20º C)

Solução de piranha (opcional; ácido sulfúrico [H$_2$ SO$_4$] e 30% H O)$_{22}$

Elétrodo circular de ouro (CH instruments)

Pano de polimento (Buehler)

Pasta de polimento de diamante (Ted Pella) com partículas de 1, 0,5 e 0,25 µm

Contra-elétrodo de platina

Elétrodo de referência Ag/AgCl

Potencióstato Parstat 2273

Software POWERCV e POWERSine (Princeton Applied

Research, Oak Ridge, TN)

Frasco de vidro

Kimwipes

Lanterna de butano

Gaiola de Faraday

3.3.1 Preparação da solução de Phage-EDOT

1. Preparar uma solução de 50 mL de LiClO 12,5 mM$_4$ em água. Agitar em vórtice.

2. Transferir a solução preparada na etapa 1 para um frasco de vidro.

Adicionar EDOT por pipeta até uma concentração final de 2,5 mM em água. Agitar suavemente em vórtice.

O EDOT pode aderir a superfícies de plástico, pelo que a solução deve ser preparada num frasco ou jarro de vidro.

3. Arrefecer a solução de $LiClO_4$ -EDOT a 4° C por incubação num frigorífico durante 2h.

Verificou-se que o protocolo para a preparação da solução de fagoEDOT fornece melhores resultados se for preparado com passos intermédios de arrefecimento. Esta solução é estável durante uma semana.

4. Transferir 10 a 15 mL, 3 ∩M de fago em ≈2 mM de solução EDOT num frasco de vidro limpo. Refrigerar durante a noite.

Alíquota da solução EDOT e, em seguida, adicionar o fago a uma concentração final de 3 nM. O frasco de vidro deve ter uma boca suficientemente larga para conter os três eléctrodos. Deve ter-se o cuidado de eliminar quaisquer vestígios de etanol remanescentes do passo de limpeza do frasco, uma vez que o etanol degrada as amostras de fago.

3.3.2 Limpar fisicamente o elétrodo

5. Polir um único elétrodo de ouro com 3 mm de diâmetro (reutilizável). Pegue numa folha de tecido micropolido e corte-a em pedaços mais pequenos, com cerca de 2" × 2". Pegar num pedaço e colá-lo numa bancada de trabalho; a superfície inversa tem adesivos. Colocar uma pequena quantidade de pasta de polimento de diamante de 1 μm num dos cantos.

Para evitar variáveis adicionais, foi utilizado o mesmo elétrodo para as medições comunicadas.

6. Com um pouco de pasta na superfície do elétrodo, mova o elétrodo em círculos no pano de polimento cerca de dez vezes. Em seguida,

aplique mais pasta e rode ligeiramente o elétrodo antes de repetir o passo de polimento num novo ponto do pano. Repita este processo num total de dez vezes.

A limpeza física envolve o desbaste e o polimento da superfície do elétrodo. Este passo crucial requer alguma paciência. Não é aconselhável nem recomendável apressar este passo. Uma superfície de elétrodo lisa e limpa pode fazer a diferença entre películas estáveis e desintegradas.

7. Limpe o excesso de polimento das extremidades com um pano Kimwipe. Enxaguar bem com água desionizada (DI). Limpe o excesso de água com um pano Kimwipe.

8. Repetir os passos 6 e 7 com pasta de polimento de diamante de 0,5 µm.

9. Repetir os passos 6 e 7 com pasta de polimento diamantada de 0,25 µm.

Diminuir o tamanho da pasta de polimento suaviza a superfície e melhora a deposição da película de fago PEDOT nas etapas subsequentes.

10. Colocar o elétrodo num frasco com água desionizada e mergulhar a configuração num sonicador de banho-maria. Sonicar durante dez minutos. Enxaguar com água desionizada.

A sonicação ajuda a remover qualquer material que possa estar fisicamente aderido ao elétrodo de vidro.

3.3.3 Limpar quimicamente o elétrodo

11. Limpeza opcional com solução de piranha: Alíquota de 3 mL de H_2SO_4 num frasco de vidro e adicionar cuidadosamente 1 mL de 30% de HO_{22} . Agitar suavemente para misturar. Incubar o elétrodo na solução durante 10 min. Enxaguar com água desionizada.

Durante o processo de agitação, deve ser evitada a formação de bolhas *na solução de piranha. O H O$_{22}$ deve ser adicionado muito cuidadosa e lentamente ao H$_2$ SO$_4$, e não vice-versa. A solução de piranha autodecompõe-se, pelo que a solução deve ser preparada imediatamente antes da sua utilização. Este passo pode ou não ser necessário. Nas nossas experiências, este passo revelou-se desnecessário.*

3.3.4 Voltametria cíclica: Configuração de três eléctrodos

12. Limpar o elétrodo de película de platina com um maçarico de butano. Enxaguar com água. Fixar o elétrodo e mergulhá-lo na solução de fago EDOT.

Utiliza-se um elétrodo de platina como contra-elétrodo.

13. Lavar o elétrodo de referência Ag/AgCl. Fixar o elétrodo e mergulhá-lo na solução de fagoEDOT.

O elétrodo Ag/AgCl serve como elétrodo de referência.

14. Fixar e mergulhar o elétrodo de trabalho de Au na solução de fago EDOT, colocar o aparelho numa gaiola de Faraday.

Os eléctrodos não devem estar em contacto uns com os outros.

15. Ligar todos os eléctrodos ao potencióstato.

16. Iniciar o ciclo do potencial com os seguintes parâmetros:

Potencial inicial: 1,15

Vértice: 0,2

Taxa de varrimento: 20 mV/sec

Ciclos: 10

Para controlos negativos, as películas podem ser electrodepositadas com uma solução de EDOT sem fago. Após este passo, uma película azul escura cobre o elétrodo de ouro, obscurecendo a cor dourada original do elétrodo. Se não for observada esta deposição de cor ou um voltamograma cíclico como o mostrado na Figura 2-9A, o processo não conseguiu depositar uma película suficientemente espessa; o processo deve ser repetido seguindo a resolução de problemas abaixo.

A corrente máxima que flui através do circuito, monitorizada pela alteração do potencial aplicado, aumenta com cada varrimento. Isto funciona como uma indicação de aumento da espessura ou da área de superfície desta película porosa (ou seja, ocorre mais deposição no elétrodo com cada varrimento na Figura 2-9A).

A solução de fármaco-EDOT pode ser refrigerada e reutilizada. O fator limitante da solução de fármaco-EDOT é a concentração de fago na solução. Em todas as experiências de otimização do procedimento, a solução foi reutilizada duas a quatro vezes. Para a geração da curva de calibração, foi utilizada uma solução fresca para cada experiência, a fim de evitar a introdução de variações durante a eletrodeposição.

3.3.5 Voltamograma cíclico

17. Os dados de corrente versus potencial adquiridos podem ser exportados para qualquer software de computação à escolha.

Se não forem calculados quaisquer parâmetros a partir do voltamograma cíclico, o gráfico mostra apenas um aumento da corrente máxima que flui através do circuito. Como resultado, pode ser utilizado um programa gráfico, como o MS Excel, para representar o traço. Cada varrimento pode ser manualmente codificado por cores.

3.3.6 Espectroscopia de impedância eletroquímica

18. Enxaguar a película com água DI.

19. Encher um frasco de vidro com ≈50 mL de tampão PBF-Tween.

A solução é estável e pode ser reutilizada durante uma semana.

20. Lavar o elétrodo com PBF-Tween e introduzi-lo no tampão PBF-

Tween da etapa 19. Passar também o contador e os eléctrodos de referência para PBF-Tween depois de enxaguados com água DI.

21. Deixar a película vírus-PEDOT equilibrar-se em PBF-Tween durante 10 minutos.

A película de Virus-PEDOT é porosa e o passo de equilíbrio é crucial para evitar perturbações na corrente. Observou-se que um equilíbrio de cinco minutos era suficiente para as películas de PEDOT com vírus, mas que era necessário um equilíbrio de 10 minutos para as películas de PEDOT sem vírus. Após 10 minutos, o elétrodo pode ser levantado e colocado de novo na solução para evitar a formação de gradientes de concentração no microambiente do elétrodo.

22. Ligar os eléctrodos ao potencióstato.

23. Adquirir 5 varrimentos EIS consecutivos: 50 pontos de dados de frequência abrangendo 0,1 Hz a 1 MHz com uma amplitude de modulação de tensão de 10 mV.

Não deve haver desvios significativos nos valores da resistência ou da impedância, e a impedância deve ser monitorizada para identificar desvios. Esta aquisição fornece a resistência nativa (R_o) da película nativa, a película vírus-PEDOT sem ligação ao analito.

3.3.7 Envolvimento dos filmes de vírus-PEDOT com ligandos adicionais

24. Enxaguar o elétrodo e incubar num tubo eppendorf de 1,5 mL contendo 200 µL de K_{cs} **-1** a uma concentração de 0,5 µg/µL. Agitar suavemente à temperatura ambiente durante 15 min.

*A interação entre o K_{cs} **-1** e as partículas de vírus é eletrostática. Uma vez que as cargas negativas na superfície do vírus são necessárias para a incorporação nas películas de PEDOT e para o seu envolvimento com K_{cs} **-1**, as películas de vírus-PEDOT foram envolvidas após a síntese das* *películas de vírus-PEDOT.*

O elétrodo permaneceu fixo durante esta incubação. A solução de K$_{cs}$ -1 é reutilizável, mas foi utilizada uma solução nova para cada experiência, como descrito acima na etapa 16.

25. Lavar o elétrodo com água DI e depois com PBF-Tween.

Deve-se ter o cuidado de limpar qualquer excesso de líquido de lavagem aderido ao isolador do elétrodo, para evitar quaisquer alterações na concentração, especialmente nas fases de incubação do K$_{cs}$ -1 e do PSMA.

26. Opcional: verificar as alterações de resistência após o enrolamento do fago, adquirindo 5 varrimentos EIS consecutivos com 50 pontos de dados de frequência que vão de 0,1 Hz a 1 MHz com uma amplitude de modulação de tensão de 10 mV.

*Nas nossas experiências, a resistência das películas não sofreu qualquer alteração significativa após o envolvimento do fago com **Kcs-1-** No entanto, este aspeto deve ser testado para novos invólucros peptídicos. A interação dinâmica, não covalente, entre os invólucros de K$_{cs}$ -1 e os vírus nas películas poderia potencialmente resultar em níveis reduzidos de K$_{cs}$ -1 envolvido no fago. No entanto, a ligação do PSMA à película poderia reduzir a possibilidade de os invólucros de K$_{cs}$ -1 se desprenderem devido à sua ligação sinérgica.*

3.3.8 Ligação de PSMA (Analyte)

27. Incubar a película de vírus-PEDOT envolvida com uma solução de 200 µL (de uma concentração desejada, como se mostra, por exemplo, na Figura 2-12) de PSMA em tampão PBF-Tween durante 30 minutos, com agitação.

Normalmente, as concentrações mais elevadas são medidas primeiro, mas também podem ser utilizadas concentrações aleatórias.

28. Enxaguar o elétrodo, equilibrar e adquirir 5 leituras EIS como descrito anteriormente nos passos 20 a 23.

A medição da resistência aqui obtida é a resistência final da película (R); esta medição indica a alteração da resistência devida à ligação do PSMA.

29. Repetir a experiência acima referida com uma concentração diferente de PSMA ou com um alvo alternativo. Efetuar também controlos negativos adequados.

3.3.9 Analisar dados

30. Exportar os dados das 5 digitalizações para a película nativa e para a película após exposição ao PSMA.

Qualquer programa informático capaz de efetuar cálculos simples e traçar gráficos será suficiente para a análise aqui apresentada. O MS Excel foi utilizado para a nossa análise.

31. Calcular os valores da resistência média e do desvio padrão nos 5 exames correspondentes a cada frequência para ambas as películas.

R = Resistência da película após incubação com PSMA = R $R_{Re\,o}$ = Resistência da película nativa

Cada medição fornecerá um conjunto de frequências e os valores correspondentes de R_{Re} e R/m , os componentes real e imaginário da impedância, respetivamente.

32. Calcular a alteração da resistência causada pela ligação do PSMA em todas as frequências como:

$\Delta R = R - R_o$

Verifica-se que este valor é proporcional à concentração de PSMA.

33. Calcule o erro correspondente em todas as frequências como: $\sigma = \sqrt{(\sigma_i^2 + \sigma)_f^2}$

em que σ_i = desvio-padrão da película nativa σ_f = desvio-padrão da película após incubação com PSMA

Está a ser utilizada mais do que uma variável para calcular o parâmetro acima referido, pelo que é necessária a propagação do erro para a determinação da incerteza.

34. Calcular o aumento relativo da resistência causado pela ligação do PSMA em todas as frequências como $\Delta R/R_0$.

Este passo é essencial para eliminar a dependência de R_o . Para cada medição PSMA, está a ser sintetizada uma nova película. Isto leva a um novo R_o para cada medição. Para eliminar esta variável em diferentes películas, o aumento da resistência é normalizado para a resistência nativa da película.

35. Em seguida, calcular o erro relativo como σ/R_0 em todas as frequências. *O erro relativo é necessário para o cálculo no passo 34 com variáveis interdependentes.*

3.3.10 PlotData

36. Para análises de impedância completas, desenhar $\Delta R/R_0$ em função da frequência. *Esta análise pode ser efectuada para qualquer concentração de PSMA. O gráfico resultante pode sugerir o intervalo de frequência ideal para traçar a curva de calibração. O **fago-2**, o fago-2 envolvido com K_{cs} **-1** e o fago Stop-4 que tem como alvo o PSMA foram representados no gráfico da Figura 2-11. Frequências >100 Hz poderiam fornecer uma medição conclusiva de $\Delta R/R_0$.*

37. Para uma curva de calibração, desenhar $\Delta R/R_0$ em função da concentração de PSMA.

Para esta análise, foi selecionada uma frequência específica de 1000 Hz. Foram representados os valores de $\Delta R/R_0$ a 1000 Hz correspondentes a cada concentração de PSMA. É essencial executar todos os potenciais controlos negativos para testar a validade dos dados.

3.3.11 Extração de parâmetros-chave

38. Ajustar os dados da curva de calibração à equação de Hill.

A equação utilizada é a de "regressão não linear e ligação específica com declive de Hill". Os parâmetros calculados pelo software (GraphPad Prism)[27] incluem n, Kd e Ymax-

39. Os parâmetros obtidos, n, K_d e Y_{max} , foram utilizados para extrapolar a curva para concentrações mais baixas para calcular o LD teórico.

O LOD observado experimentalmente é determinado como a concentração de PSMA para a qual o $\Delta R/R_o$ é pelo menos 3 vezes superior ao fundo. O mesmo princípio foi aplicado aos dados extrapolados, e fornece o LOD teórico.

REAGENTES E SOLUÇÕES

Utilizar água Milli-Q para a preparação de todas as soluções e tampões, exceto quando especificado.

Péptidos funcionalizados com azida e alquino

Os péptidos liofilizados podem ser armazenados indefinidamente a -20° C. Ou dissolver os péptidos liofilizados numa solução de acetonitrilo e água (grau HPLC) até uma concentração final de 200 µM, com a percentagem de acetonitrilo necessária para a solubilidade. As soluções podem também ser armazenadas indefinidamente a -20 oc.

COMENTÁRIO

3.4 INFORMAÇÃO DE BASE

3.4.1   M13BacteriófagoVírus

Os vírus bacteriófagos M13 servem de suporte para os receptores na matriz de bioafinidade do biossensor. Os vírus têm um genoma de ssDNA, que é encapsulado numa capa proteica composta por ≈2700 cópias de uma única proteína de capa principal (P8) e cinco cópias de cada uma das quatro proteínas de capa secundárias.[24,28] O ADN encapsulado pode ser modificado para apresentar péptidos ou proteínas na superfície do fago como uma fusão com os terminais da proteína de revestimento. No caso do **fago-2**, o gene que codifica o ligando peptídico é fundido com o *terminal N* da proteína de revestimento P8. Além disso, o protocolo de propagação do fago também pode ser modificado para exibir simultaneamente dois ligandos geneticamente codificados no fago.[29] Em cada caso, o número de cópias dos ligandos peptídicos apresentados na superfície do fago é muito inferior em comparação com o número total de proteínas de revestimento P8. Por conseguinte, os fagos são envolvidos com ligandos adicionais sintetizados quimicamente para aumentar a concentração aparente de ligandos na matriz de bioafinidade sem aumentar a concentração de fagos. O envolvimento do fago com ligandos adicionais constitui um método rápido para aumentar a afinidade e a sensibilidade do dispositivo devido ao efeito de avidez reforçado.

Para a geração dos ligandos de reconhecimento secundário, os invólucros são sintetizados em duas partes. A primeira metade é constituída por um péptido de oligolisina (K_{14}), que envolve a superfície do fago devido a interacções electrostáticas.[30,31] Os resíduos próximos do *terminal N* da proteína de revestimento P8 conferem uma elevada carga negativa à superfície do fago. O péptido K_{14} é acoplado ao ácido pentinoico durante o processo de síntese, proporcionando uma funcionalidade alquina para a reação de clique. O segundo componente do invólucro é o ligando peptídico ao PSMA. O ligando peptídico é sintetizado de forma semelhante e funcionalizado com uma porção azida por acoplamento ao ácido 4-azidobutanóico. Os dois componentes são subsequentemente ligados entre si pela reação de clique.

3.4.2 Infecciosidade dos fagos

Um passo fundamental no protocolo de propagação de fagos é a infeção da cultura bacteriana com o fago auxiliar. O fago auxiliar codifica as proteínas necessárias para a propagação e a montagem do vírus. Os fagóides codificam um gene de resistência a antibióticos diferente do fago auxiliar. A adição de ambos os antibióticos à cultura assegura a presença de ADN de fagoide e de fago auxiliar em cada célula bacteriana. Para mais pormenores sobre a propagação e conceção de fagos, remetemos o leitor para vários livros sobre este tema.[11,24]

3.4.3 Multiplicidade da infeção

A infeção do fago KO7 na célula bacteriana processa-se através dos pili F, que são os receptores para a infeção pelo fago. O número de F pili presentes por célula bacteriana é reduzido e limitado.[24] Assim, a multiplicidade de infeção (MOI) assegura uma elevada eficiência de infeção (equação 1). Além disso, a densidade da cultura de células bacterianas no momento da infeção também é crucial. As culturas que ultrapassam a fase logarítmica têm uma densidade celular elevada e a expressão de pili diminui, o que resulta numa menor eficiência da infeção.

$$MOI\ (m) = \frac{\text{number of virus particles}}{\text{number of bacterial cells}}$$

Equation 1

O número de partículas de vírus que infectam efetivamente uma célula pode ser estimado pela distribuição de Poisson da seguinte forma[32]

$$P(k) = \frac{e^{-m} \cdot m^k}{k!}$$

Equation 2

Onde,

P(k) = Probabilidade de uma célula ser infetada por "*k*" partículas de vírus

= Fração de células infectadas por "k" partículas de vírus

Se k =0, então,

$P(O)$ = fração de células não infectadas = e^{-m}

Para uma eficiência de infeção de 99%, a fração de células não infectadas é:

$P(O)$ = 0,01 = e^{-m}

Resolver para m:

$m = 4.6$

Assim, para 99% de infeção, o MOI ideal é 4,6.

3.4.4 Teoria de biossensores

A matriz de bioafinidade no biossensor consiste numa película composta de um polímero orgânico condutor (PEDOT) e de vírus depositados num elétrodo de ouro plano. O EDOT sofre uma polimerização eletroquímica na presença de $LiClO_4$ para formar unidades catiónicas de PEDOT, que se associam a iões perclorato enquanto se depositam no elétrodo, Esquema 2-2.[33] A polimerização do EDOT na presença de partículas de fago leva à formação de um filme de PEDOT-vírus devido à incorporação de partículas de fago como contra-iões durante a deposição, Esquema 2-2.

As interacções de ligação do ligando são reforçadas devido ao efeito cooperativo dos dois ligandos presentes na superfície do fago, um geneticamente codificado e o outro quimicamente sintetizado. Este modo de ligação bidentado, combinado com o efeito de ligação de saturação, pode ser quantificado e os seus parâmetros calculados utilizando a equação de Hill (Equação 3)[34] :

$$Y = \frac{Y_{max} \cdot [L]^n}{K_{\mathrm{d}}^n + [L]^n}$$

Equation 3

Onde,

$Y = {}_{\backslash R/Ro}$

L = concentração de PSMA

n = coeficiente de Hill

K_{d} = Constante de dissociação

O coeficiente de Hill é uma medida da cooperatividade presente na interação de ligação. Um valor de 1 indica que não existem interacções de ligação cooperativas. Um valor >1, como se vê na Figura 2-12, indica uma cooperatividade positiva, enquanto um valor <1 indica uma cooperatividade negativa. O modo de ligação bidentado dos ligandos **1** e **2** (resultante da combinação de phage-2 e K_c **s-1**) resulta num coeficiente de Hill de 1,5, o que demonstra a sinergia dos dois ligandos na ligação cooperativa ao PSMA.

3.5 RESOLUÇÃO DE PROBLEMAS

3.5.1 Otimização da combinação de ligandos

A escolha dos ligandos que revestem a superfície do fago pode exigir uma seleção cuidadosa para otimizar a sensibilidade do biossensor. Por exemplo, dois ligandos com cooperatividade negativa seriam uma má escolha para o desenvolvimento do biossensor. Felizmente, as selecções de exposição de fagos resultam normalmente num grande número de ligandos possíveis. Vários cenários, as suas causas e sugestões de melhoria estão resumidos num fluxograma, Figura 3-1. No caso de ligandos não concorrentes, a identidade do ligando apresentado geneticamente e sintetizado quimicamente pode ainda ser um fator crucial devido à inversão da estrutura do ligando na superfície do fago durante a síntese do invólucro.

3.5.2 Propagação de fagos

A aquisição de um stock de fagos isento de contaminação é muito importante para obter uma elevada sensibilidade e especificidade na deteção de analitos. Durante o processo de propagação de fagos, é essencial seguir meticulosamente todos os passos acima indicados. As possíveis fontes de erro e os pontos de preocupação foram incorporados nas notas relativas a cada passo do protocolo básico 2. Deve também prestar-se muita atenção aos rendimentos obtidos para o péptido exibido pelo fago. Circunstâncias imprevistas, como erros nos cálculos de MOI, etc., podem levar à propagação e ao empacotamento do fago KO7, mas isso resulta em rendimentos excecionalmente elevados de fago.

3.5.3 A Reação de Cicloadição

A escolha dos péptidos funcionalizados com azida e alquino determina a identidade do solvente utilizado na reação. Se for observada precipitação na mistura de reação, podem ser experimentadas diferentes condições de temperatura (por exemplo, aquecimento) ou solventes. Se a reação resultar em baixos rendimentos, podem ser utilizados ligandos estabilizadores de Cu(I), como o TBTA.

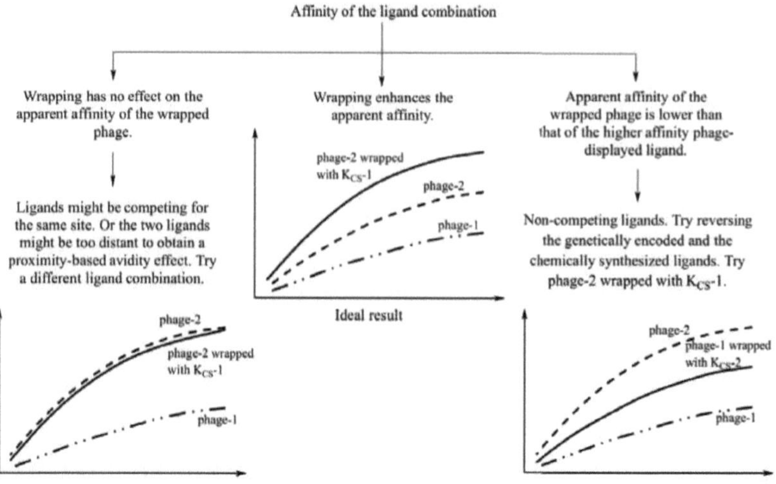

Figura 3-1. Fluxograma que descreve o processo de conceção e planeamento de uma combinação de ligandos para a deteção de analitos com maior sensibilidade. Os fenómenos normalmente observados são aqui enumerados juntamente com possíveis soluções, incluindo a resolução de problemas da combinação de ligandos utilizando ensaios biológicos, como o ensaio de imunoabsorção enzimática. As figuras fornecem dados representativos para cada cenário. As concentrações de fagos são representadas ao longo do eixo x e a resposta do ensaio ao longo do eixo y.

3.5.4 Biossensorização

Um problema comum encontrado na biossensorização é o desvio observado nos valores de impedância durante o EIS. As possíveis causas que levam a valores de desvio e as soluções correspondentes foram resumidas num fluxograma na Figura 3-2. A ligação não específica observada durante as experiências de biossensores pode ser atribuída a impurezas nos materiais ou a stocks de reagentes deteriorados. A pureza dos fagos e dos péptidos é essencial para medições de fundo reduzidas.

RESULTADOS PREVISTOS

Os protocolos básicos 1 e 2 fornecem os materiais necessários para a criação da camada de bioafinidade. Estes materiais podem então ser aplicados na deteção do biomarcador do cancro, tal como descrito no protocolo básico 3. Uma vez obtido um limite de deteção clinicamente relevante para a bio-sensorização com películas de vírus-PEDOT, a configuração do ensaio pode ser utilizada para investigação clínica com fluidos biológicos de doentes com cancro.

CONSIDERAÇÕES DE TEMPO

Uma vez sintetizados e purificados os péptidos funcionalizados com azida e alquino, o protocolo básico 1 pode ser concluído em 3-4 dias. O protocolo básico 2 leva um total de três dias, incluindo a etapa de transformação. A maior parte do esforço necessário para a propagação do fago ocorre no dia 3 com a precipitação do fago.

Para o protocolo básico 3, cada experiência, desde a limpeza do elétrodo até à medição da resistência final após a incubação do PSMA, demora ≈2,5 horas. Com películas de fago PEDOT previamente preparadas, equilibradas e calibradas em forma de dispositivo, cinco medições redundantes poderiam teoricamente ser efectuadas em minutos ou menos.

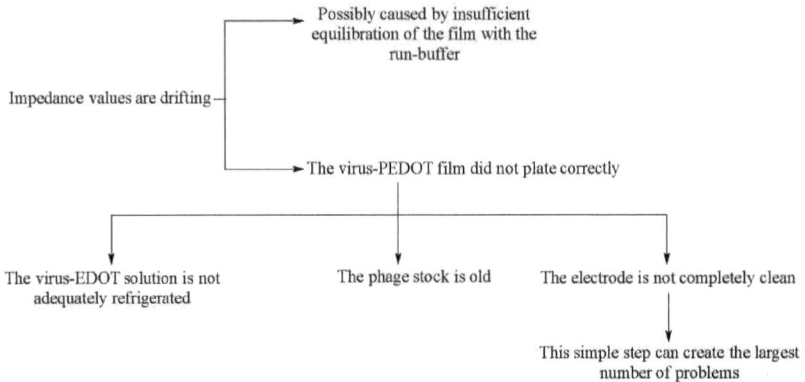

Figura 3-2. Fluxograma que enumera os possíveis problemas, as fontes de erro correspondentes e os passos recomendados para a resolução de problemas.

REFERÊNCIAS

(1) Mohan, K.; Donavan, K. C.; Arter, J. A.; Penner, R. M.; Weiss, G. A. Sub-Nanomolar Detection of Prostate-Specific Membrane Antigen in Synthetic Urine by Synergistic, Dual-Ligand Phage. *J. Am. Chem. Soc.* **2013**, *135*, 7761-7767.

(2) Weiss, G. A.; Penner, R. M. The Promise of Phage Display: Afinidade e especificidade personalizadas. *Anal. Chem.* **2008**, *80*, 3082-3089.

(3) Diaz, J. E.; Yang, L.-M. C.; Lamboy, J. A.; Penner, R. M.; Weiss, G. A. Biosensors and Biodetection. *Methods Mol. Biol.* **2008**, *504*, 255-274.

(4) Yang, L.-M. C.; Diaz, J. E.; McIntire, T. M.; Weiss, G. A.; Penner, R. M. Direct Electrical Transduction of Antibody Binding to a Covalent Virus Layer Using Electrochemical Impedance. *Anal. Chem.* **2008**, *80*, 5695-5705.

(5) Yang, L.-M. C.; Tam, P. Y.; Murray, B. J.; McIntire, T. M.; Overstreet, C. M.; Weiss, G. A.; Penner, R. M. Virus Electrodes for Universal Biodetection. *Anal. Chem.* **2006**, *78*, 3265-3270.

(6) Arter, J. A.; Taggart, D. K.; McIntire, T. M.; Penner, R. M.; Weiss, G. A. Virus-PEDOT Nanowires for Biosensing. *Nano Lett.* **2010**, *10*, 4858-4862.

(7) Murphy, G. P.; Kenny, G. M.; Ragde, H.; Wolfert, R. L.; Boynton, A. L.; Holmes, E. H.; Misrock, S. L.; Bartsch, G.; Klocker, H.; Pointner, J.; *et al. Measurement* of Serum Prostate-Specific Membrane Antigen, a New Prognostic Marker for Prostate Cancer. *Urology* **1998**, *51*, 89-97.

(8) Schülke, N.; Varlamova, O. A.; Donovan, G. P.; Ma, D.; Gardner, J. P.; Morrissey, D. M.; Arrigale, R. R.; Zhan, C.; Chodera, A. J.; Surowitz, K. G.; *et al.* The Homodimer of Prostate-Specific Membrane Antigen Is a Functional Target for Cancer Therapy (O Homodímero do Antigénio de Membrana Específico da Próstata é um Alvo Funcional para a Terapia do Cancro).

Proc. Natl. Acad. Sci. USA **2003**, *100,* 12590-12595.

(9) Chuang, A.-Y.; DeMarzo, A. M.; Veltri, R. W.; Sharma, R. B.; Bieberich, C. J.; Epstein, J. I. Immunohistochemical Differentiation of High-Grade Prostate Carcinoma from Urothelial Carcinoma. *Am. J. Surg. Pathol.* **2007**, *31*, 12461255.

(10) Murase, K.; Morrison, K. L.; Tam, P. Y.; Stafford, R. L.; Jurnak, F.; Weiss, G. A. EF-Tu Binding Peptides Identified, Dissected, and Affinity Optimized by Phage Display. *Chem. Biol.* **2003**, *10*, 161-168.

(11) *Phage Display of Peptides and Proteins* ; Kay, B. K.; Winter, J.; McCafferty, J., Eds.; Academic Press, San Diego, 1996.

(12) Brigati, J. R.; Petrenko, V. A. Thermostability of Landscape Phage Probes. *Anal. Bioanal. Chem.* **2005**, *382*, 1346-1350.

(13) Yang, L.-M. C.; Diaz, J. E.; McIntire, T. M.; Weiss, G. A.; Penner, R. M. Covalent Virus Layer for Mass-Based Biosensing. *Anal. Chem.* **2008**, *80*, 933-943.

(14) Nanduri, V.; Sorokulova, I. B.; Samoylov, A. M.; Simonian, A. L.; Petrenko, V. A.; Vodyanoy, V. Phage as a Molecular Recognition Element in Biosensors Immobilized by Physical Adsorption. *Biosens. Bioelectron.* **2007**, *22*, 986-992.

(15) Sokoloff, R. L.; Norton, K. C.; Gasior, C. L.; Marker, K. M.; Grauer, L. S. A Dual-Monoclonal Sandwich Assay for ProstateSpecific Membrane Antigen: Levels in Tissues, Seminal Fluid and Urine (Níveis em Tecidos, Líquido Seminal e Urina). *Prostate* **2000**, *43*, 150-157.

(16) Kehoe, J. W.; Kay, B. K. Filamentous Phage Display in the New Millennium. *Chem. Rev.* **2005**, *105*, 4056-4072.

(17) Levin, A. M.; Weiss, G. A. Optimizing the Affinity and Specificity of Proteins with Molecular Display. *Mol. Biosyst.* **2006**, *2*, 49-57.

(18) Arter, J. A.; Diaz, J. E.; Donavan, K. C.; Yuan, T.; Penner, R. M.; Weiss, G. A. Virus-Polymer Hybrid Nanowires Tailored to Detect Prostate-Specific Membrane Antigen. *Anal. Chem.* **2012**, *84*, 2776-2783.

(19) Rostovtsev, V. V; Green, L. G.; Fokin, V. V; Sharpless, K. B. Um processo de cicloadição Huisgen por etapas: "Ligação" regiosselectiva catalisada por cobre (I) de azidas e alcinos terminais. *Angew. Chem., Int. Ed.* **2002**, *41*, 2596-2599.

(20) Cosnier, S. Imobilização de biomoléculas em superfícies de eléctrodos por aprisionamento ou fixação em filmes polimerizados electroquimicamente. Uma revisão. *Biosens. Bioelectron.* **1999**, *14*, 443-456.

(21) Lumiprobe http://www.lumiprobe.com/protocols/click-chemistry- dna-labeling (acedido em 7 de setembro de 2011).

(22) Smith, G. P. Filamentous Fusion Phage: Novos Vectores de Expressão que Apresentam Antigénios Clonados na Superfície do Virião. *Science* **1985**, *228*, 1315-1317.

(23) Transformação bacteriana https://www.addgene.org/plasmid-protocols/ bacterial-transformation/.

(24) Sidhu, S. S.; Weiss, G. A. *Phage Display: A Practical Approach* ; Lowman, H. B.; Clackson, T., Eds.; Oxford University Press: Nova Iorque, 2004.

(25) Donavan, K. C.; Arter, J. A.; Weiss, G. A.; Penner, R. M. Filmes biocompostos de vírus-poli(3,4-etilenodioxitiofeno). **Langmuir2012**, *28*, 12581-12587.

(26) Donavan, K. C.; Arter, J. A.; Pilolli, R.; Cioffi, N.; Weiss, G. A.; Penner, R. M. Virus-poly(3,4-Ethylenedioxythiophene) Composite Films for Impedance-Based Biosensing. *Anal. Chem.* **2011**, *83*, 2420-2424.

(27) Motulsky, H. J. Analyzing Datawith GraphPad Prism, GraphPad Software Inc., San Diego CA http://www.graphpad.com.

(28) Welsh, L. C.; Symmons, M. F.; Sturtevant, J. M.; Marvin, D. A.; Perham, R. N. Structure of the Capsid of Pf3 Filamentous Phage Determined from X-Ray Fibre Diffraction Data at 3.1 A Resolution. *J. Mol. Biol.* **1998**, *283*, 155-177.

(29) Mohan, K.; Weiss, G. A. Ligandos duplos exibidos em fagos codificados geneticamente. *Anal. Biochem.* **2014**, *453*, 1-3.

(30) Lamboy, J. A.; Tam, P. Y.; Lee, L. S.; Jackson, P. J.; Avrantinis, S. K.; Lee, H. J.; Corn, R. M.; Weiss, G. A. Chemical and Genetic Wrappers for Improved Phage and RNA Display. *ChemBioChem* **2008**, *9*, 2846-2852.

(31) Lamboy, J. A.; Arter, J. A.; Knopp, K. A.; Der, D.; Overstreet, C. M.; Palermo, E. F.; Urakami, H.; Yu, T.-B.; Tezgel, O.; Tew, G. N.; *et al.* Phage Wrapping with Cationic Polymers Elimina a ligação inespecífica entre o fago M13 e as proteínas-alvo de alto pI. *J. Am. Chem. Soc.* **2009**, *131*, 16454-16460.

(32) Racaniello, V. Multiplicidade da infeção http://www.virology.ws/2011/01/13/multiplicity-of-infection.

(33) Sharma, P. S.; Pietrzyk-Le, A.; D'Souza, F.; Kutner, W. Electrochemically Synthesized Polymers in Molecular Imprinting for Chemical Sensing. *Anal. Bioanal. Chem.* **2012**, *402*, 31773204.

(34) Hill, A. V. The Possible Effects of the Aggregation of Molecules of Hemoglobin on Its Dissociation Curve (Os Efeitos Possíveis da Agregação de Moléculas de Hemoglobina na sua Curva de Dissociação). *J. Physiol.* **1910**, *40*, 4-7.

CAPÍTULO *4*

Engenharia de vírus quimicamente modificados para reconhecimento de células do cancro da próstata

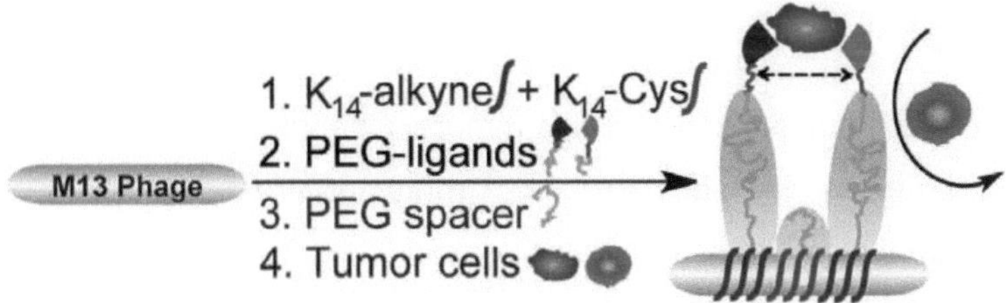

Referência principal: Kritika Mohan, Gregory A. Weiss. Engenharia de vírus quimicamente modificados para reconhecimento de células de cancro da próstata. *MolBioSys*, **2015**, 11, 3264-3272.

RESUMO

A deteção específica de células tumorais circulantes e a caraterização da sua agressividade poderiam melhorar o diagnóstico e o tratamento do cancro. As metástases resultam dessas células tumorais e causam a maioria das mortes por cancro. Os vírus quimicamente modificados poderiam constituir uma abordagem barata e eficiente para detetar células tumorais e quantificar os seus biomarcadores de superfície celular. No entanto, a adesão não específica entre os receptores da superfície celular e a superfície do vírus constitui um desafio. Este relatório descreve o envolvimento da superfície do vírus com diferentes arquitecturas PEG, incluindo fusões com oligolisina, ligantes, espaçadores e ligantes em andaimes. Os invólucros PEG descritos podem reduzir em >75% a adesão não específica do fago às superfícies celulares. A dispersão dinâmica da luz verificou que a ligação não covalente pelos invólucros referidos aumentou o tamanho das partículas de vírus. Outras modificações resultaram na deteção específica de células de cancro da próstata que expressam PSMA, um biomarcador chave do cancro da próstata. A abordagem permitiu a quantificação dos níveis de PSMA na superfície celular, podendo distinguir formas mais agressivas da doença.

INTRODUÇÃO

A migração e disseminação de células tumorais, denominada metástase, causa ≈90% das mortes por cancro.[1,2] A metástase requer a perda da regulação apoptótica, e essas células respondem mal aos tratamentos anticancerígenos convencionais. Com a maioria das 27.540 mortes estimadas por cancro da próstata (PCa) nos EUA em 2015[3] resultantes de metástases,[2] novos métodos para a deteção e caraterização eficientes de células metastáticas poderiam ter impacto nos cuidados clínicos e no prognóstico dos doentes. Anteriormente, relatámos a deteção sensível do antigénio solúvel da membrana específica da próstata (PSMA), um biomarcador de PCa, a concentrações de 100 pM utilizando vírus incorporados num polímero condutor de eletricidade.[4] Aqui, concebemos um bacteriófago semelhante, denominado "fago", com polímeros e ligandos para ligação direta ao PSMA que se encontra na superfície das células do CaP.

A PSMA, uma glicoproteína de 750 resíduos e 90 kD, está sobreexpressa na superfície das células tumorais como um homodímero não covalente em cancros primários e metastáticos.[5,6] O splicing diferencial durante a tumorigénese leva à expressão da PSMA como uma proteína de membrana integral do tipo II.[7] Foram também observados níveis elevados de PSMA no líquido seminal e na urina de doentes com CaP.[8] Para detetar a proteína na urina, comunicámos a existência de vírus com ligandos exibidos geneticamente e sintetizados quimicamente para a deteção sensível da PSMA.[4,9] Estes ligandos, seleccionados a partir de bibliotecas de péptidos exibidos por fagos, tinham as seguintes sequências de aminoácidos: ligando-1 (CALCEFLG) e ligando-2 (SECVEVFQNSCDW). Codificado geneticamente, o ligando-2 apresentado por fagos liga-se ao PSMA com uma afinidade >100 vezes superior à do **ligando-1**.[4,10]

Utilizado ubiquamente para aplicações de visualização molecular, o fago filamentoso M13 aqui aplicado infecta *E. coli* e pode ser manipulado para apresentar péptidos geneticamente codificados na superfície do fago.[11-13] O vírus M13 é constituído por um genoma circular de ADN de cadeia simples rodeado por uma capa proteica composta por cerca de 2700 cópias da principal proteína da capa, a P8, uma proteína α-helicoidal de 50 resíduos de aminoácidos com um *terminal N* não estruturado. Um resíduo Glu e dois resíduos Asp perto do *terminal N* da P8 conferem uma carga negativa elevada à superfície exterior do vírus a pH fisiológico.[14] As selecções com bibliotecas de péptidos e proteínas exibidas por fagos podem ter como alvo células cultivadas em tecidos e mesmo órgãos de organismos vivos.[15-19] Os fagos foram também incorporados em plataformas de nanomedicina para a administração de medicamentos específicos[20-24] e imagiologia.[25,26] Estas aplicações exigem uma ligação de fundo reduzida dos fagos às superfícies celulares.

Os fagos aderem normalmente às superfícies celulares com elevada afinidade. Esta adesão não específica complica a conceção de sensores baseados em fagos para a deteção de células tumorais; o fundo não específico pode reduzir os rácios sinal/ruído e a capacidade de distinguir as células tumorais das não tumorais. Francis e os seus co-autores relataram a ligação covalente das proteínas do revestimento do fago fd com polietilenoglicol (PEG) e agentes de imagiologia através de uma reação em duas fases.[27] Os fagos M13 e fd são estreitamente homólogos, com tamanhos, características estruturais e sequências semelhantes.[28] Uma abordagem alternativa aqui descrita aplica uma ligação não covalente à superfície do fago para aceder a arquitecturas adicionais para aplicações de biossensores.

A ligação não covalente oferece uma estabilidade comparável à modificação covalente da superfície do vírus. A elevada carga negativa da superfície do fago permite o envolvimento não covalente com péptidos e polímeros catiónicos.[29,30] A ligação destes invólucros a ligandos de reconhecimento abre novas vias para uma maior sensibilidade e especificidade dos analitos-alvo. Os ligandos peptídicos podem ser sintetizados quimicamente e fundidos a um peptídeo de oligolisina (K_{14}), que envolve a partícula do vírus através de interacções electrostáticas complementares. Anteriormente, esta estratégia permitiu a maximização da densidade do ligando na superfície do fago para a deteção sensível de biomarcadores em biofluidos complexos, como a urina sintética.[4] Aqui, o projeto global incorpora polímeros PEG em conjunto com esta estratégia de envolvimento para resolver o problema da adesão não específica entre o fago e as células. Em seguida, optimizamos várias arquitecturas para a deteção específica de células PCa.

RESULTADOS E DISCUSSÃO

4.1 Adesão não específica de vírus a células

Entre as linhas celulares de cancro da próstata, as células LNCaP constituem o modelo *in vitro* mais utilizado para o cancro da próstata em fase inicial.[31,32] Derivadas do adenocarcinoma do nódulo linfático da próstata humana, as células LNCaP expressam a maioria dos biomarcadores importantes do cancro da próstata, incluindo PSMA, PSA e AR.[33] As tentativas de reconhecer as superfícies celulares com ligandos convencionais exibidos por fagos resultaram numa adesão inaceitavelmente elevada e não específica por fagos de controlo, que não possuem um péptido exibido. Tal como demonstrado por ELISA, o ligando **2 do** PSMA representado por fagos e o fago de controlo produziram níveis elevados semelhantes de ligação às células LNCaP, Figura 4-1. Neste e essencialmente em todos os ELISAs aqui relatados, as células são imobilizadas em placas de microtitulação; os fagos são então adicionados antes de lavar os vírus não ligados, e os níveis de fagos ligados são quantificados espectrofotometricamente usando um anticorpo anti-M13 conjugado com peroxidase de rabanete de cavalo (HRP), que catalisa a conversão de seu substrato em um produto colorido. Assim, os elevados níveis de adesão tanto do fago com ligando como do fago de controlo devem-se à adesão não específica entre as proteínas do revestimento do fago e os receptores abundantes da superfície celular, os glicanos e outras moléculas. Para ultrapassar esta adesão não específica, concentrámo-nos na eliminação dessas interacções pelo fago de controlo.

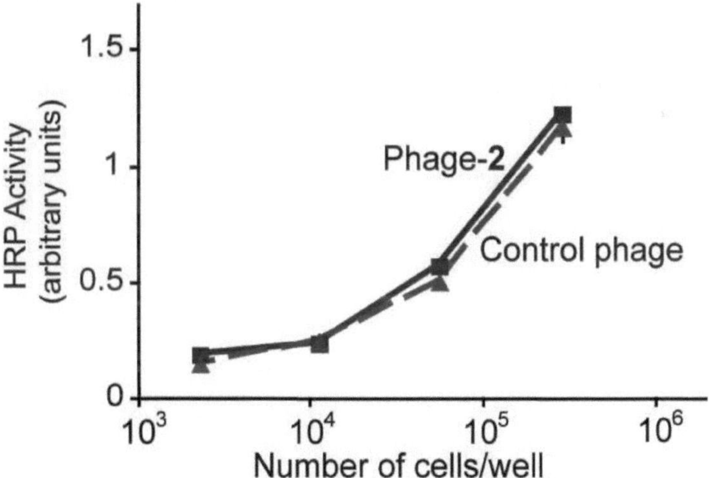

Figura 4-1. ELISA baseado em fagos que demonstra uma adesão inaceitavelmente elevada e não específica de fagos à superfície das células LNCaP. O fago **2** apresenta o ligando PSMA **2**. O fago de controlo fornece um controlo negativo sem ligando apresentado no fago. Ao longo deste relatório, as barras de erro para os dados ELISA representam o erro

padrão (n = 3). Todos os pontos de dados experimentais incluem essas barras de erro, embora muitas vezes estas sejam bastante pequenas.

4.2 Envolvimento de fagos com PEG para impedir a adesão não específica

O polímero hidrossolúvel PEG é normalmente bioconjugado com proteínas para reduzir a adesão não específica a células e outras superfícies.[34-37] Além disso, o PEG pode aumentar a solubilidade das proteínas terapêuticas ligadas, prolongar os tempos de circulação e diminuir a proteólise.[38] Além disso, as actividades das proteínas conjugadas com PEG não são normalmente afectadas.[39,40] Foi demonstrado que o PEG adopta duas conformações distintas - designadas descritivamente por "cogumelo" e "escova".[34,41,42] A transição da conformação em cogumelo, uma orientação mais aleatória, para a conformação em escova depende do comprimento do polímero e das densidades de empacotamento; comprimentos de PEG mais longos e densidades de empacotamento mais elevadas favorecem a formação da conformação em escova. Esta transição pode resultar numa diminuição significativa da adsorção não específica. Em muitos sistemas, uma fração molar de 0,15 PEG modificado para sítios não modificados reduz significativamente a adesão não específica. As densidades de empacotamento elevadas com tais fracções molares podem forçar o polímero a adotar uma conformação em escova mais esticada e estendida para suprimir mais eficazmente a adesão inespecífica.[34] Para fornecer um quadro para a conceção experimental e a interpretação dos dados, assume-se que os polímeros PEG comunicados formam conformações em cogumelo e em escova com base nos comprimentos de PEG e nas densidades de empacotamento, tal como foi comunicado anteriormente.[34,41,42]

As primeiras tentativas para bloquear a adesão não específica de células aplicaram variantes de PEG com diferentes MWs como invólucros de fago. Os PEG polidispersos, funcionalizados com azida, com distribuições de tamanho centradas em torno de 7, 22 ou 45 unidades de etilenoglicol (fornecendo MWs médios de 300, 1K ou 2K, respetivamente) foram conjugados com K_{14}-alquino utilizando a reação de cicloadição catalisada por Cu^I ("click"), Figuras 4-2 a 4-4. Os péptidos conjugados foram depois purificados por HPLC de fase inversa e caracterizados por espetrometria de massa MALDI-TOF. Os níveis relativos de adesão do fago não envolvido e do fago envolvido em PEG visando células LNCaP imobilizadas foram comparados por ELISA baseado em fago, Figura 4-5. Uma vez que o fago não tinha um péptido apresentado, a adesão só podia resultar de interacções não específicas das proteínas do revestimento do fago.

Em teoria, o fago envolvido com PEG deveria ligar-se às células LNCaP com uma afinidade muito menor devido à diminuição da adesão não específica. No entanto, essa redução não foi observada para os diferentes PEGs MW utilizados, Figura 4-5. A ineficácia desta abordagem inicial resultou provavelmente da interação entre o PEG e as cadeias laterais K_{14} utilizadas para envolver o fago. Pode formar-se um encapsulamento do tipo éter de coroa entre a amina primária das cadeias laterais de Lys e os etilenoglicóis do PEG,[43] podendo assim tornar o K_{14} incapaz de envolver a superfície do fago. Sem o PEG a envolver a superfície do fago, os resultados apenas comparam o fago em diferentes poços de ensaio, como é evidente pelas respostas sobrepostas. A ausência de envolvimento pela oligolisina PEGilada foi ainda verificada por medições dinâmicas de dispersão de luz, que não revelaram qualquer alteração significativa no diâmetro da secção transversal do fago tratado (dados não apresentados).

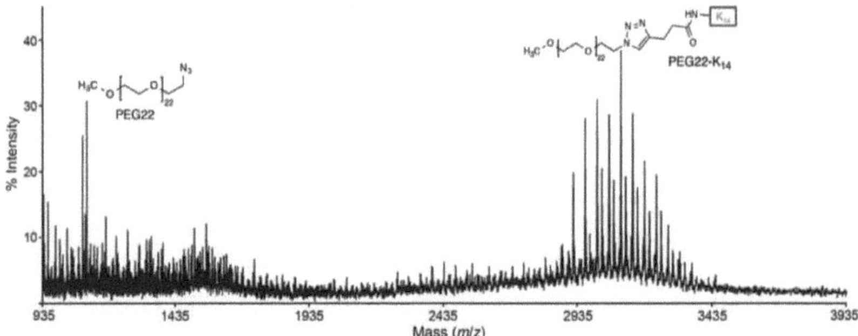

Figura 4-2. Reação de cicloadição azida-alquina catalisada por Cu[1] para a geração de envoltórios de Ofoligolisina-PEG.

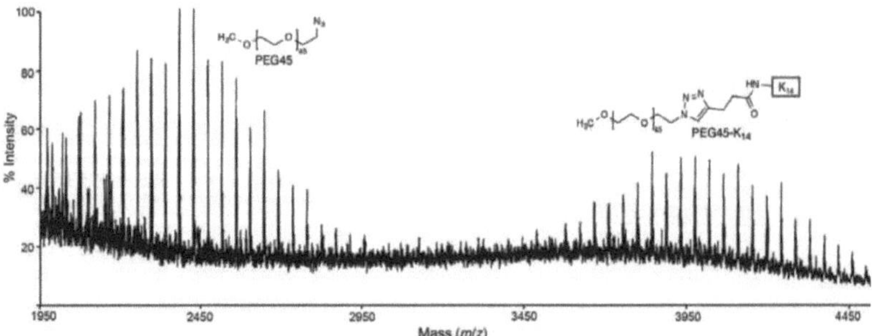

Figura 4-3. Caracterização MALDI-T0F de K_{14} -alquino fundido com PEG22 funcionalizado com azida. Os dados obtidos para a oligolisina PEGilada mostraram um desvio caraterístico nos espectros de PEG polidisperso pela massa esperada de K_{14} -alquino (1891,57).

Figura 4-4. Caracterização por MALDI-TOF do K_{14} -alquino fundido com PEG45 funcionalizado com azida. Os dados obtidos para a oligolisina PEGilada mostraram um desvio caraterístico nos espectros de PEG polidisperso pela massa esperada de K_{14} -alquino (1891,57).

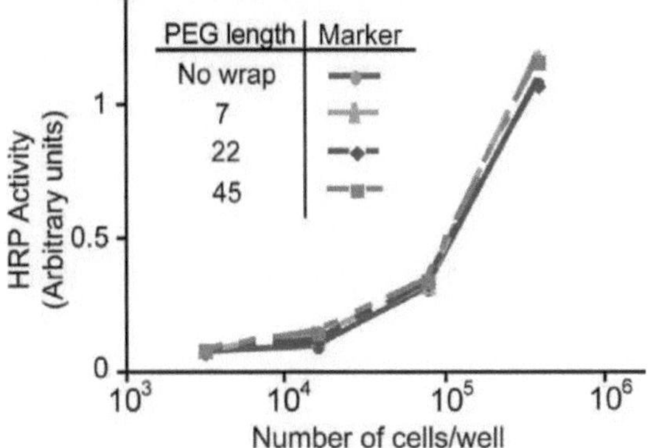

Figura 4-5. ELIS baseado em fagos, demonstrando a ineficácia do envolvimento do fago com polímeros PEG devido ao encapsulamento das cadeias laterais de oligolisina. Nesta experiência, foram comparados o fago sem invólucro e o fago envolvido com PEG7, 22 ou 45 a concentrações de 5 µM.

4.3 Reação de cicloadição no fago para gerar fagos PEGylated

Para ultrapassar o encapsulamento do K_{14} pelo PEG, foram criados fagos com invólucros PEG em duas etapas, Figura 4-6. Primeiro, os fagos foram envolvidos com K_{14} -alquino por incubação à temperatura ambiente durante 15 minutos. Durante esta fase, o K_{14} -alquino envolve o fago antes da conjugação com PEG. Em seguida, foram adicionadas azidas PEG e a reação de cicloadição com o K_{14} -alquino teve lugar na superfície do fago durante 30 minutos. Em seguida, repetiu-se o teste ELISA descrito na Figura 4-5 com estes fagos PEGilados, comparando a adesão inespecífica dos fagos envolvidos com PEGs de diferentes MW, Figura 4-7; nesta experiência, os controlos negativos de "Sem invólucro" e "Sem células" indicam os extremos de níveis elevados de adesão inespecífica às células LNCaP e de não ligação, respetivamente. Os fagos envolvidos com PEG45 e PEG100 (MW médio 2K e 5K, respetivamente) demonstram uma redução de >75% na ligação não específica às células LNCaP, como demonstrado pela diminuição observada na atividade da HRP resultante da menor ligação dos fagos. A experiência confirma que os invólucros PEG podem suprimir eficazmente a adesão não específica, desde que o K_{14} envolva primeiro o fago. A redução da inespecificidade aumenta com polímeros PEG de maior MW e satura a cerca de 45 unidades de etilenoglicol.

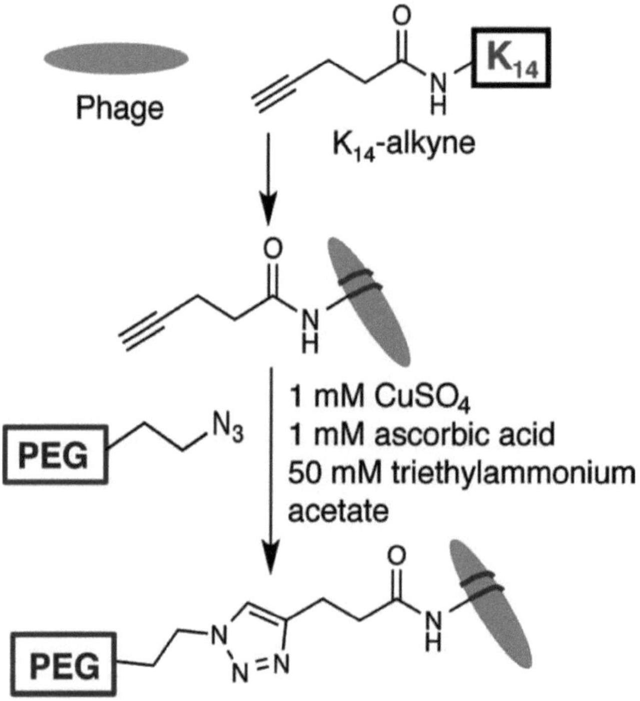

Figura 4-6. Ilustração esquemática da reação de cicloadição no fago para bioconjugar polímeros PEG à superfície do fago. Os fagos são primeiro envolvidos com K_{14} -alquino, e depois conjugados com diferentes comprimentos de polímeros PEG funcionalizados com azida.

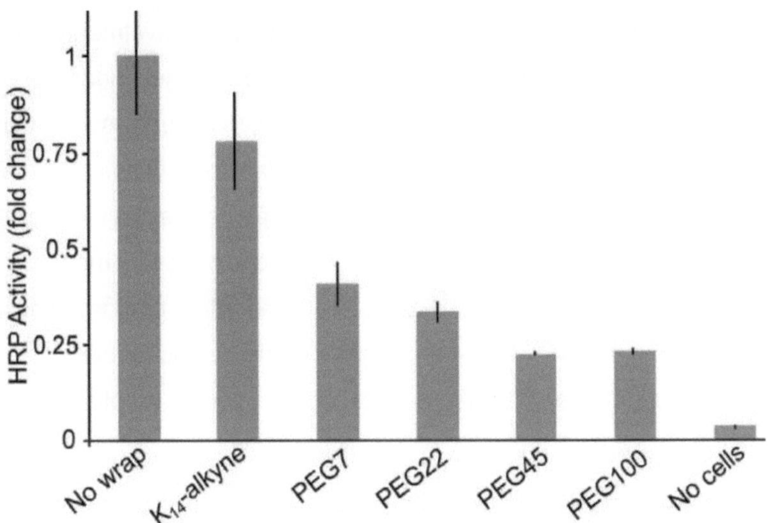

Figura 4-7. ELISA baseado em fagos que demonstra a eficácia do envolvimento de fagos por química de clique com as azidas PEG indicadas para reduzir a adesão não específica a superfícies celulares. Observa-se uma redução de >75% na adesão não específica às células LNCaP para o PEG45 em comparação com o fago não envolvido. Um sinal HRP mais baixo indica uma diminuição da adesão não específica. Ao longo deste relatório, as células LNCaP são direccionadas para 4,5 × 10^6 células/mL, e as barras de erro para os dados ELISA representam o erro padrão (n = 3). Todos os pontos de dados experimentais incluem essas barras de erro, embora muitas vezes estas sejam bastante pequenas. O valor de p é <0,01 para todos os dados aqui relatados.

O PEG reduz as ligações inespecíficas, em grande parte, rodeando a superfície ligada com uma esfera de hidratação.[44] O contacto direto com a superfície do fago, designado por adsorção primária, exige que os parceiros de ligação não específica mais pequenos penetrem na camada de PEG. Em alternativa, os parceiros de ligação não específicos podem aderir à superfície exterior da camada de PEG, o que se designa por adsorção secundária. Para a adesão não específica às superfícies maiores das células, essa adsorção secundária é provavelmente um efeito mais pronunciado. Para minimizar a adsorção secundária, os invólucros foram aplicados a uma fração molar de 0,15.[34] Aqui, estimamos a fração molar como a estequiometria das moléculas de PEG adicionadas às proteínas de revestimento P8; esta análise é análoga aos cálculos para PEG enxertado em membranas lipídicas.[45] Além disso, assumimos que, na concentração utilizada, os PEG22, 45 e 100 adoptam conformações em escova devido às suas elevadas densidades de empacotamento,[34,41] que foram fixadas através da maximização dos invólucros de oligolisina, conforme descrito anteriormente.[4]

Com base em precedentes publicados, o PEG7 adopta presumivelmente uma conformação em cogumelo,[34] e não consegue suprimir a adesão não específica aos mesmos níveis. A conformação em escova dos PEGs maiores pode reduzir mais eficazmente a adsorção secundária não específica devido ao facto de a esfera de hidratação se estender mais longe da superfície do vírus. Para além de uma certa altura da escova de polímero, o efeito da adsorção secundária permanece constante, como mostra a diferença nominal obtida entre o PEG45 e o 100 na Figura 6-7. Para o reconhecimento baseado em ligandos descrito mais adiante, o fago envolvido com PEG45 constituiu o fago de controlo negativo.

4.4 Análise por dispersão dinâmica da luz (DLS) da PEGylation

Para caraterizar o fago envolvido em PEG, foram efectuadas medições de DLS, Figura 4-8. O fago M13 aqui utilizado tem dimensões de aproximadamente 6 por 1000 nm.[46] A dispersão de Rayleigh fornece um diâmetro estimado de 45,9 nm da secção transversal média; esta experiência utiliza medições com o modo de retrodispersão, com um ângulo de dispersão de 173°, para o fago não embrulhado e não modificado. Para efeitos de comparação, a medição comparável comunicada com fago fd covalente e geneticamente modificado produziu um diâmetro médio da secção transversal comunicado de 70 nm.[47] Devido à natureza filamentosa do fago como um cilindro longo e flexível, esses valores só podem fornecer uma mudança relativa no tamanho. Além disso, o modo de dispersão para a frente (ângulo de dispersão de i30) fornece um tamanho médio de 715 nm para o fago M13 aqui aplicado, o que se compara bem com o tamanho médio de 650 nm anteriormente registado para o fago fd.[47] Uma vez que o comprimento do fago permanece praticamente inalterado com o envolvimento, encontrámos uma diferença insignificante nos tamanhos médios do fago medidos por dispersão direta e, em vez disso, concentrámo-nos na medição DLS no modo de retrodifusão.

Em seguida, a mudança no diâmetro médio da secção transversal foi medida para diferentes amostras de cada etapa do processo de envolvimento do fago, Figura 4-8A. A adição de envoltórios K_{14}-Cys no fago leva a um aumento do diâmetro da secção transversal de 45,9 para 50,0 nm. Após a conjugação deste fago envolto em K_{14}-Cys com PEG100 funcionalizado com maleimida, observa-se um aumento de aproximadamente 10 nm no tamanho. Este aumento de tamanho corresponde a dois relatórios independentes sobre aumentos de tamanho após a bioconjugação de PEG100 a nanopartículas de ouro.[48,49] Assim, as medições de tamanho baseadas em DLS confirmam a formação dos complexos envolvidos em fagos esperados.

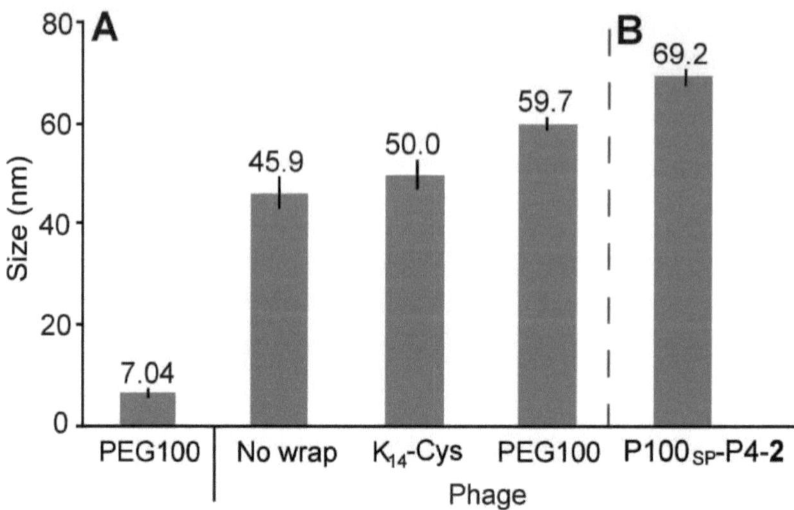

Figura 4-8. As medições de dispersão dinâmica da luz indicam o aumento consistente do tamanho com a adição de invólucros no fago. As etiquetas indicam o tamanho médio medido em nm para cada fago indicado. As barras de erro representam o erro padrão (n=3), sendo cada medição de tamanho individual a média de muitas execuções.

4.5 Síntese de ligandos PEGylated

Para atingir o objetivo de reconhecimento específico de um recetor de superfície celular, foram exploradas diferentes estruturas para a apresentação de ligandos em fagos. Em primeiro lugar, o PEG heterobifuncional, Mal-PEG-NH$_2$, forneceu grupos reactivos para a ligação selectiva da oligolisina na extremidade maleimida e dos ligandos de ligação PSMA na extremidade amina, Esquema 4-1. O PEG100 foi escolhido como suporte para proporcionar uma escova de polímero mais longa e reduzir a adsorção secundária não específica. Os ligandos PSMA funcionalizados com azida **1** e **2** foram sintetizados por síntese convencional de péptidos em fase sólida (SPPS) e acoplados ao ácido pentinoico através da reação de clique. O grupo ácido carboxílico N-terminal resultante foi então acoplado ao Mal-PEGIOO-NH$_2$ utilizando

HBTU como agente formador de ligações amida em água. Uma vez que esta reação associa de forma não específica as funcionalidades amina e carboxilato, os locais de ligação podem variar, uma vez que ambos os ligandos têm ácidos carboxílicos de cadeia lateral. O ligando resultante é designado por $P100_{NSP}$ **-1/2** para "PEG100, ligação não específica ao ligando **1** ou **2**.", conforme descrito na Tabela 4-1.

Subsequentemente, o fago envolvido com K_{14} -Cys foi acoplado ao terminal de maleimida de $P100_{NSP}$ **-1/2**, conforme descrito acima. A validação preliminar da ligação ao PSMA da superfície celular pelos invólucros de ligantes PEGilados foi realizada por ELISA de fago como antes, Figura 4-9. Em comparação com a ligação não específica observada na Figura 4-1, verificou-se uma ligeira melhoria na afinidade de ligação resultante do envolvimento com os ligandos PEGilados. Este resultado modesto constituiu um ponto de partida para uma maior engenharia. O fago envolvido com $P100_{NSP}$ **-2** apresentou uma afinidade mais elevada para as células LNCaP em comparação com $P100_{NSP}$ **-1**, como esperado devido à sua maior afinidade de ligação para PSMA.

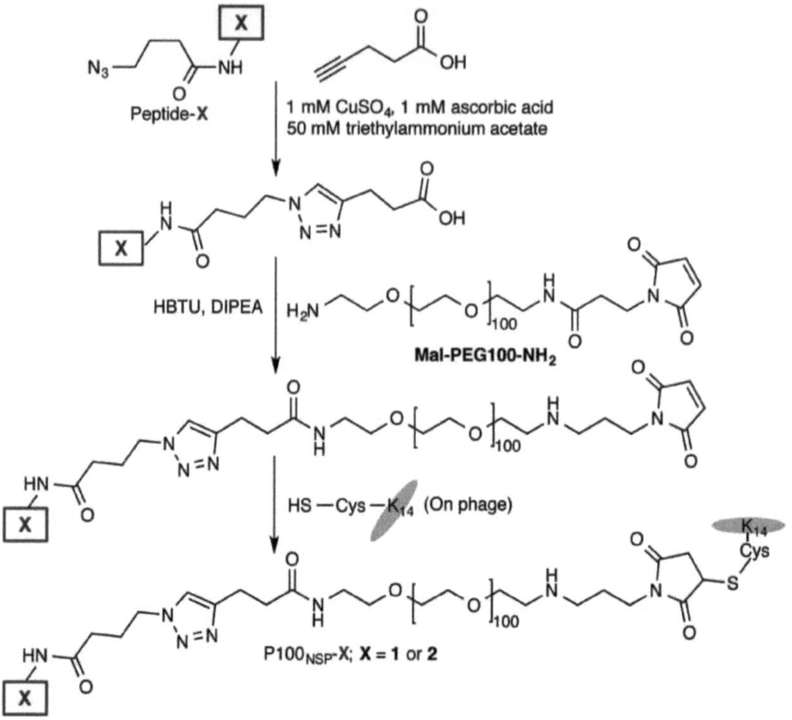

Peptide-**X**

1 mM CuSO$_4$, 1 mM ascorbic acid
50 mM triethylammonium acetate

HBTU, DIPEA

Mal-PEG100-NH$_2$

HS —Cys —K$_{14}$ (On phage)

P100$_{NSP}$-**X**; **X** = 1 or 2

Esquema 4-1. Esquema de síntese para a geração de ligandos PEGilados em fagos para a deteção selectiva de PSMA em células LNCaP. **X** indica os ligandos de ligação PSMA **1** ou **2**.

PEG length	Attachment SP:specfic NSP:Non-specific	PEG4 linker	Nomenclature
P100	NSP	—	P100$_{NSP}$-**X**
P100	SP	—	P100$_{SP}$-**X**
P100	NSP	✓	P100$_{NSP}$-P4-**X**
P100	SP	✓	P100$_{SP}$-P4-**X**

X = ligand **1** (CALCEFLG) or **2** (SECVEVFQNSCDW)

Tabela 4-1. Nomenclatura dos ligandos PSMA PEGylated. Todos os ligandos foram bioconjugados a fagos envolvidos com K$_{14}$ -Cys.

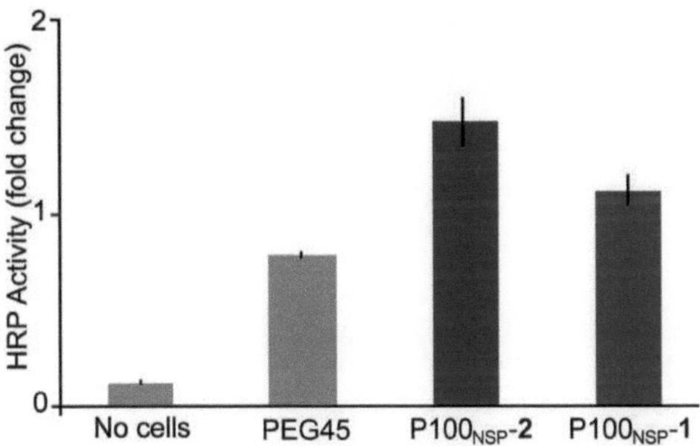

Figura 4-9. O ELISA baseado em fagos ilustra um aumento modesto da afinidade de ligação utilizando ligandos PEGilados em fagos que têm como alvo as células LNCaP. Os ligandos PEGilados em fagos foram ainda mais desenvolvidos para um reconhecimento de maior afinidade.

4.6 Modo de ligação bidentado de ligandos PEGylated

A dupla apresentação dos ligandos **1** e **2** pode permitir uma ligação sinérgica e de elevada afinidade ao PSMA devido a um modo de ligação bidentado e a um efeito de avidez do tipo velcro.[4] Um ELISA de fagos dirigido a células LNCaP com diferentes proporções dos dois ligandos PEGilados e envolvidos em fagos examinou as afinidades de ligação relativas. Em primeiro lugar, a eficácia do modo de ligação bidentado (Figura 4-10) foi comparada com a ligação por ligandos individuais (Figura 4-10). A presença de dois ligandos na superfície do fago melhorou consistentemente a afinidade de ligação. Além disso, verificou-se que uma mistura 2:1 de P100$_{NSP}$ **-2** e P100$_{NSP}$ **-1**, respetivamente, maximizava o reconhecimento do PSMA nas células LNCaP. A melhoria da ligação a partir de um rácio 2:1 resulta da maior afinidade de ligação do ligando **2** em comparação com o ligando **1**. A alteração deste rácio em qualquer direção diminui a afinidade aparente, provavelmente devido à perda de uma ligação bidentada óptima. A partir daqui, os fagos foram envolvidos com uma mistura 2:1 dos ligandos PEGilados **2** e **1**, respetivamente.

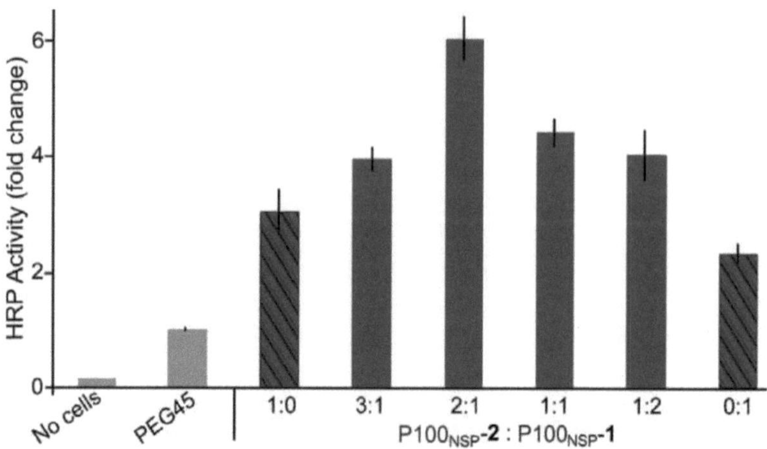

Figura 4-10. ELISA baseado em fagos que demonstra a eficácia do modo de ligação bidentado para os dois ligandos de ligação PSMA na superfície do fago. Uma maior atividade da HRP indica uma maior afinidade de ligação entre os ligandos apresentados e o PSMA na superfície da célula. Os vários rácios de ligandos envolvidos (barras cinzentas escuras) podem ser comparados com o envolvimento de ligandos individuais (barras escuras padronizadas). Um rácio de 1:1 dos dois ligandos indica o ensaio de quantidades equimolares de cada ligando. Os controlos negativos (barras cinzentas claras) foram efectuados conforme descrito anteriormente. O valor de p é <0,01 para todos os dados aqui apresentados.

4.7 Otimização do local de fixação para ligandos PEGylated

Uma otimização adicional explorou o tamanho, a geometria e o local de ligação dos ligandos fundidos com o invólucro PEG. Essas variáveis podem ser cruciais para as propriedades farmacocinéticas dos fármacos PEGilados, o que demonstra a sensibilidade do reconhecimento biológico a esses factores.[50] Por exemplo, os locais de ligação do ligando peptídico ao PEG100 ditam a orientação do ligando e a disponibilidade potencial de cadeias laterais do peptídeo. Foi concebido um esquema de síntese alternativo para controlar a orientação do ligando. O Mal-PEGIOO-NH$_2$ foi primeiro acoplado ao ácido pentinoico, Esquema 4-2. O Mal-PEG100-alquino resultante foi então acoplado aos ligandos peptídicos funcionalizados com azida utilizando a química de clique, proporcionando um local específico de ligação ao ligando. O ligando PEGilado resultante é denominado P100$_{SP}$ **-1/2** para "PEG100, ligação específica ao ligando **1** ou **2**", conforme descrito na Tabela 4-1.

A ligação específica do PEG aos ligandos envolvidos poderia melhorar a afinidade de ligação, removendo a ligação através das cadeias laterais dos ligandos e alterando também a sua orientação na superfície do fago. A importância da orientação do ligando é evidente através da maior afinidade de ligação observada para o ligando **2 codificado geneticamente** e apresentado no fago (linha tracejada) em relação ao fago envolvido com o ligando **2** sintetizado quimicamente (linha sólida), Figura 4-11. Quando apresentado geneticamente no fago, o ligando **2** tem um *N-terminal* livre, mas a síntese do P100$_{SP}$ **-2** inverte esta orientação, deixando um C-terminal livre e um *N-terminal* diretamente conjugado com o triazol e depois com o PEG100 (como se mostra no fluxograma esquemático da Fig. S9). Tal como foi conseguido pela ligação específica do P100$_{SP}$ **-2**, o resíduo *N-terminal* de Glu do ligando **2** requer uma cadeia lateral de carboxilato sem obstáculos e não modificada, tal como demonstrado anteriormente pela análise de homólogos.[10] A cadeia lateral de Glu2 poderia ser parcialmente modificada em P100$_{NSP}$ **-2** devido à ligação não específica através da cadeia lateral de carboxilato. Experiências subsequentes compararam a bioconjugação com a azida *N-terminal* ou com a cadeia lateral de carboxilato através da incorporação de um ligante adicional.

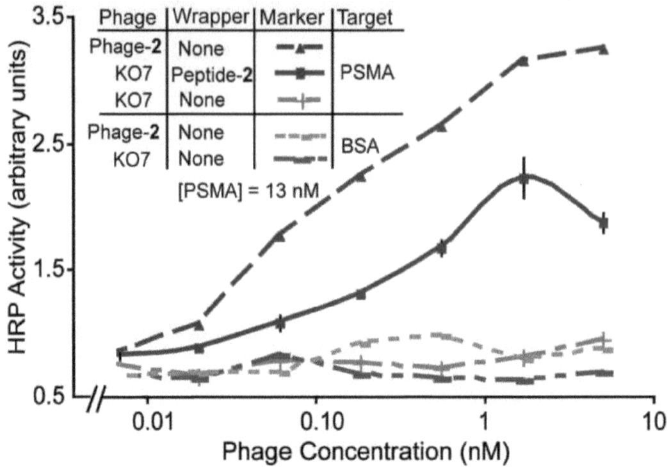

Figura 4-11. ELISA com base em fagos que demonstra a importância do terminal *N* livre do péptido-2 para a ligação ao PSMA, como demonstrado pela maior afinidade do **péptido-2** apresentado em fagos. A síntese e o envolvimento do péptido-2 de oligolisina **conduzem** à inversão da geometria, proporcionando um *terminal C livre*.

Esquema 4-2. Esquema de síntese para a geração de ligandos PEGylated em fagos através do modo de ligação específico.

4.8 Inserção de um ligante PEG4 para reduzir os efeitos estéricos nos ligandos ligados

Os ligantes heterobifuncionais entre o PEG e uma molécula de interesse podem aumentar a atividade através de um espaçamento adicional flexível.[44] Previmos que a incorporação de um ligante PEG4 de 175 MW em média entre o ligante peptídico e o triazol gerado pela reação de clique poderia aumentar a afinidade de ligação dos ligantes peptídicos. Com apenas quatro unidades de etilenoglicol, este ligante altamente flexível pode desligar o ligante peptídico de quaisquer restrições estéricas ditadas pelo PEG100 ou pelo triazol, Figura 4-12. Assim, os ligandos peptídicos foram ressintetizados por SPPS e acoplados ao ácido azido-PEG4-carboxílico (ácido 15-azido-4,7,10,13-tetraoxapentadecanóico), inserindo assim um ligante PEG4 antes da funcionalidade azida. Os ligandos azido-PEG4 foram ainda ligados ao PEG100 seguindo as duas vias de síntese descritas acima, adição específica e não específica. Os ligandos PEGylated resultantes são denominados $P100_{SP}$ **-P4-1/2** e $P100_{NSP}$ -**P4-1/2**, P4 para indicar a inserção do ligante PEG4, Tabela 4-1.

Os péptidos conjugados $P100_{SP}$ **-P4-1** e $P100_{SP}$ **-P4-2** **DEMONSTRARAM** ter os tamanhos esperados por cromatografia de permeação em gel (GPC) e DLS. Verificou-se que o Mal- $PEG100-NH_2$ não modificado, adquirido no mercado, tem um peso molecular médio de $Mn = 3690$, e este polímero eluiu como um pico largo consistente com a sua distribuição de tamanho. Os pesos moleculares calculados para PEGylated-I e **-2** com o ligante PEG4, com base no peso molecular de Mal- $PEG100-NH_2$, foram estimados em 5300 e 5990, respetivamente. Os pesos moleculares correspondentes observados por GPC foram 5310 e 6060, respetivamente. Além disso, foi observado um aumento adicional de 10 nm no diâmetro da secção transversal com a adição do ligando fundido com PEG4 por DLS (Figura 4-8).

Um teste ELISA comparou as afinidades de ligação relativas das quatro variantes do ligando **2** PEGilado - ligação específica (sólido) e não específica (padrão) com e sem o ligante PEG4, Figura 4-13A. O $P100_{SP}$ **-2** demonstra uma maior afinidade de ligação ao PSMA de superfície celular do que o $P100_{NSP}$ **-2**, ilustrando a importância da cadeia lateral Glu não modificada obtida através da ligação específica. Além disso, a inclusão do ligante PEG4 aumenta ainda mais a afinidade de ligação tanto para o $P100_{SP}$ **-2** como para o $P100_{NSP}$ **-2**. Como resultado, o ligando PEGilado $P100_{SP}$ **-P4-2** que incorpora o ligante PEG4 com local de ligação específico proporcionou a arquitetura mais eficaz para o ligando PEGilado reconhecer o PSMA na superfície celular.

Esperava-se que as combinações de ligandos duplos dos péptidos **1** e **2** proporcionassem uma maior afinidade através da ligação bidentada. No entanto, apenas foi observada uma melhoria modesta para a combinação de $P100_{NSP}$ **-2** + $P100_{NSP}$ **-1** em relação ao melhor ligando individual, $P100_{SP}$ **-P4-2**, Figura 4-13B. A afinidade de ligação ligeiramente superior pode ser atribuída ao modo de ligação bidentado do sistema de ligando duplo. Além disso, a arquitetura do ligante PEG4 (P4) também exigiu otimização. A geometria do ligante PEG4 afecta claramente a disponibilidade das duas cadeias laterais Lys no péptido **1** de 8 mers, como mostra a queda da afinidade para $P100_{NSP}$ **-P4-2** + $P100_{NSP}$ **-P4-1**. Esta redução na afinidade de ligação aparente pode ser devida à formação de uma cavidade tipo éter de coroa pelo PEG4, que adopta naturalmente uma conformação tipo cogumelo com base no seu tamanho.[34] Além disso, a combinação tem uma afinidade equivalente a

P100$_{NSP}$ **-P4-2**, o que indica uma perda completa da atividade do ligando **1** por mascaramento de PEG4; este efeito torna a combinação de ligando duplo de P100$_{NSP}$ **-P4-2** + P100$_{NSP}$ **-P4- 1** equivalente ao ligando individual, P100$_{NSP}$ **-P4-2**. Nomeadamente, o ligando **2** não tem resíduos de Lys, pelo que não é suscetível a estes efeitos de mascaramento.

O controlo da geometria do ligante PEG4 poderia evitar o mascaramento das cadeias laterais Lys do ligando **1**. A colocação do PEG4 entre o PEGIOO e o ligando peptídico através do modo de ligação específica elimina esses efeitos debilitantes, como demonstrado por um aumento significativo da afinidade de ligação para o sistema de ligando duplo **P100SP-P4-2** + **P100SP-P4-1** (Figura 4-12, 4-13B). Esta ligação específica que incorpora o ligante PEG4 estica evidentemente o PEG4, proporcionando uma afinidade aparente mais elevada a partir de um isómero constitucional com geometria diferente. Assim, nas experiências seguintes, os fagos foram envolvidos com a combinação dupla de ligandos P100$_{SP}$ **-P4-2** + P100$_{SP}$ - P4-1 numa proporção de 2:1.

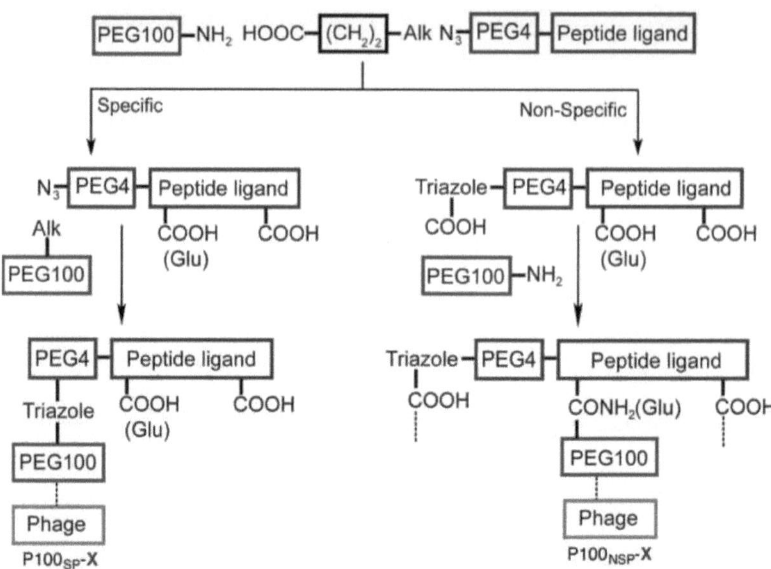

Figura 4-12. Representação esquemática dos dois isómeros constitucionais do **P100-P4-X**. São ilustradas as diferenças entre os produtos obtidos através do modo de ligação específico (à esquerda) e do modo de ligação não específico (à direita). O modo de ligação não específico conduz a cadeias laterais de Glu parcialmente modificadas, juntamente com um ligante PEG4 flexível. Em contraste, o modo de ligação específico fornece a cadeia lateral Glu livre com um ligante PEG4 ensanduichado. A abreviatura "Alk" neste esquema representa o grupo alquino, enquanto as linhas a tracejado indicam possíveis locais de ligação para PEG100-NH₂ .

4.9 Espaçadores PEG para controlar o espaçamento relativo do ligando

O espaçamento relativo entre os ligandos determina a sinergia do efeito de avidez baseado no quelato. Para obter uma geometria óptima dos dois ligandos, o espaçamento relativo foi sistematicamente concebido intercalando ligandos PEGilados longos com invólucros PEG mais pequenos na superfície do fago. Os invólucros PEG mais pequenos poderiam fornecer espaçadores para afastar os ligandos fundidos com PEG na superfície do fago. A geração de ligandos e espaçadores exigiu os dois modos de envolvimento descritos acima, a química de clique e a reação cisteína-maleimida, no mesmo fago. O K_{14} -alquino e o K_{14} -Cys foram pré-misturados a uma fração molar estimada de 0,19 (como descrito acima) e depois utilizados para envolver a superfície do fago. O K_{14} -alquino foi ligado a polímeros PEG curtos para proporcionar espaçadores. Foram exploradas diferentes concentrações dos polímeros PEG. A relação entre ligandos e espaçadores foi optimizada empiricamente e uma relação de 1,5:1 proporcionou os melhores níveis de reconhecimento do PSMA (dados não apresentados). A concentração dos ligandos PEGilados permaneceu inalterada e uma mistura molar 2:1 dos dois ligandos reagiu com o K_{14} -Cys envolvido na superfície do fago. Uma concentração líquida mais elevada de invólucros podia ser acomodada pelo fago, uma vez que os espaçadores permitiam uma maior densidade de empacotamento.

A combinação dupla de ligandos PSMA descrita acima, $P100_{SP}$ - P4-2 **+** $P100_{SP}$ **-P4-1**, sem ou com espaçadores de PEG 7, 22 ou 45, enrolados à volta do fago, foi testada quanto à ligação às células LNCaP, Figura 4-14. Todos os espaçadores aumentaram significativamente o reconhecimento do PSMA pelos ligandos apresentados. No entanto, o espaçador PEG7 revelou-se mais eficaz. O espaçador PEG7, muito mais pequeno, pode forçar os ligandos a adoptarem uma geometria mais óptima para uma ligação bidentada eficaz e a altura desta escova de polímero não interfere com a ligação do ligando. Espaçadores mais longos não conseguiram aumentar a afinidade de ligação para os mesmos níveis. Na fração molar de PEG utilizada, os polímeros PEG podem adotar a conformação em escova com a altura da escova de polímero dependente do comprimento do PEG. A interdigitação de espaçadores PEG com ligandos PEGilados pode interferir com a afinidade de ligação dos ligandos, como demonstrado com as escovas mais longas de PEG22 e 45. Além disso, a adição de K_{14} -alquino sem espaçadores PEG conjugados não tem qualquer efeito na afinidade de ligação, como esperado; assim, o maior empacotamento dos invólucros de oligolisina não é um fator que contribua. Em vez disso, a ligação melhorada resulta da geometria melhorada através da adição de espaçadores PEG.

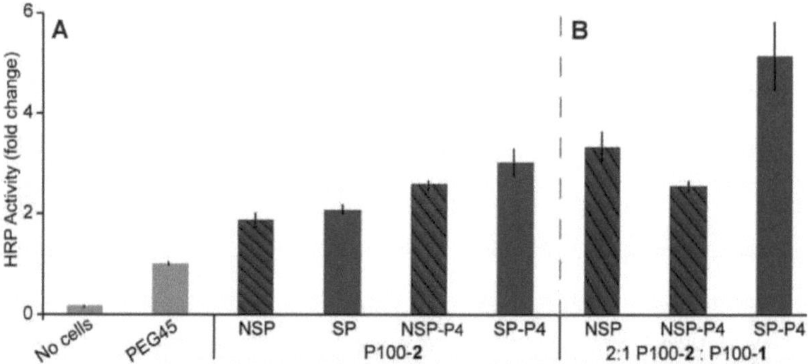

Figura 4-13. (A) ELISA baseado em fagos que compara os diferentes modos de fixação com a incorporação de um ligante PEG4 para o ligando **2** PEGylated que visa o PSMA em células LNCaP. As barras com padrão indicam modos de ligação não específicos (NSP). (B) A combinação dos ligandos **1** e **2** conduz a um aumento da afinidade devido ao efeito de avidez baseado no quelato. O valor de p é <0,01 para todos os dados aqui apresentados.

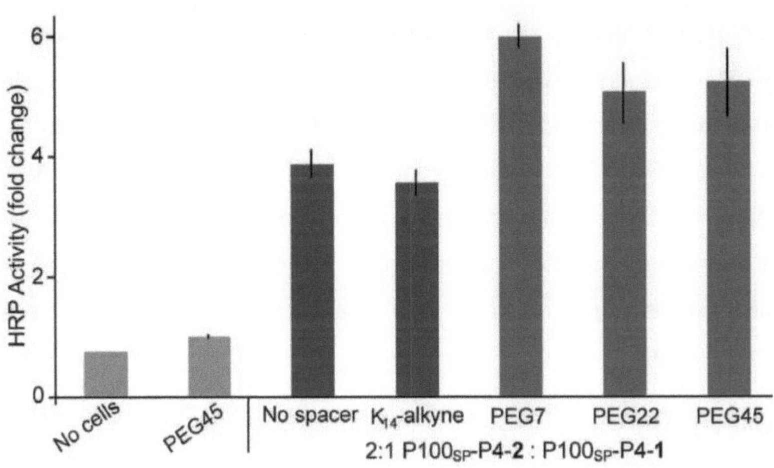

Figura 4-14. O ELISA baseado em fagos demonstra o efeito de polímeros PEG mais pequenos aplicados como espaçadores para otimizar a geometria da combinação do ligando duplo PEGilado de P100$_{SP}$ **-P4-2** + P100$_{SP}$ **-P4-1**. A combinação do ligando duplo no fago foi testada com e sem espaçadores PEG. O valor de p é <0,01 para todos os dados aqui relatados.

4.10 Reconhecimento seletivo de células PSMA positivas

Para demonstrar a especificidade das células PCa por estes fagos quimicamente modificados, comparou-se a ligação a diferentes linhas celulares de cancro da próstata. As células LNCaP podem modelar células cancerígenas em fase inicial ou tardia, através da variação das suas condições de cultura. A maioria dos casos de cancro da próstata ganha resistência a terapias baseadas na ablação de androgénios.[51] A linha de células LNCaP, um modelo para o CaP em fase inicial, é sensível aos androgénios, mas perde gradualmente a necessidade de androgénios, fornecendo um modelo para o CaP em fase tardia, que também simula a ablação de androgénios.[51,52] Este último pode ser simulado através da cultura de células LNCaP em meios sem androgénios, designados por LNCaP CSS (do inglês charcoal-stripped serum).[53,54] Níveis elevados de PSMA estão associados a CaP independente de androgénios.[52] Assim, foram testadas as linhas celulares LNCaP e LNCaP CSS. A terceira linha de células, as células PC3, não expressam PSMA e foram utilizadas como controlo negativo.[33,55] Os ensaios seguintes validam o sistema de duplo ligando para a discriminação de linhas celulares e a quantificação de receptores de superfície celular.

A combinação optimizada de duplo ligando de P100$_{SP}$ **-P4-2 +** P100$_{SP}$ **-P4-1** e o espaçador PEG7 foi testada para ligação a LNCaP (vermelho), LNCaP CSS (azul) e linhas celulares PC3 (dourado), Figura 415. Os resultados demonstram uma elevada especificidade para as células LNCaP positivas para PSMA de uma forma dependente da dose, com uma afinidade aparente mais elevada para as células LNCaP CSS. Esta maior sensibilidade às células LNCaP CSS é consistente com o aumento da expressão de PSMA resultante da progressão das células cancerígenas para um estado independente dos androgénios no modelo LNCaP CSS.[52]

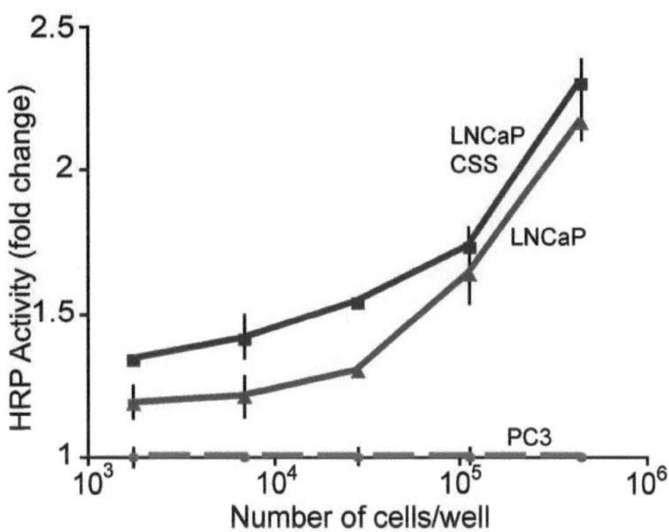

Figura 4-15. Uma curva de resposta à dose demonstra a especificidade da deteção de PSMA em dois tipos de células LNCaP relativamente às células PC3 negativas para PSMA, conforme demonstrado pelo ELISA baseado em células. A combinação do ligando duplo P100$_{SP}$ **-P4-2 +** P100$_{SP}$ **-P4-1** e o espaçador PEG7 no fago foi utilizada para a deteção específica de PSMA na superfície celular.

4.11 Deteção de PSMA em células suspensas e em meios de cultura

O fago adaptado também podia capturar células a partir de uma solução, o que é fundamental para futuras aplicações analíticas na deteção e caraterização de células tumorais circulantes. Nesta experiência, ao contrário de outros ELISAs aqui descritos, o fago foi imobilizado na placa de microtitulação antes de se aplicar uma solução de células, Figura 4-16 e 4-17; os níveis de células ligadas foram quantificados através da aplicação do anticorpo primário anti-PSMA e do anticorpo secundário anti-camundongo conjugado com HRP. Mais uma vez, foi utilizado o fago com a combinação de ligandos duplos $P100_{SP}$ - P4-2 **+** $P100_{SP}$ **-P4-1** e o espaçador PEG7. Nesta experiência, a captura de células PSMA positivas é detectada por e proporcional à concentração de PSMA na superfície celular. As células PC3, que não possuem PSMA, não geram uma resposta significativa, como esperado.

Os níveis de PSMA estão elevados nas amostras de urina de doentes com CaP, e os níveis deste biomarcador estão correlacionados com a agressividade da doença.[8,56] Por conseguinte, as células de CaP em cultura devem libertar PSMA para os seus meios de cultura. Assim, a deteção de PSMA foi também efectuada com o sobrenadante da cultura de células, normalizado em relação ao volume e ao número de células (Figura 4-16). A combinação do ligando duplo PEGilado no fago permite a deteção sensível de PSMA em 100 µL de sobrenadante de culturas de células LNCaP e LNCaP CSS. Os meios de cultura celular de células PC3 e os meios de cultura frescos servem como controlos negativos. Como esperado, os controlos negativos não mostraram qualquer ligação significativa. A deteção eficaz do PSMA libertado pelas células LNCaP, em células sensíveis aos androgénios e independentes dos androgénios, demonstra a utilização de fagos com ligandos PEGylated para o desenvolvimento futuro de dispositivos analíticos e a sua aplicação na clínica.

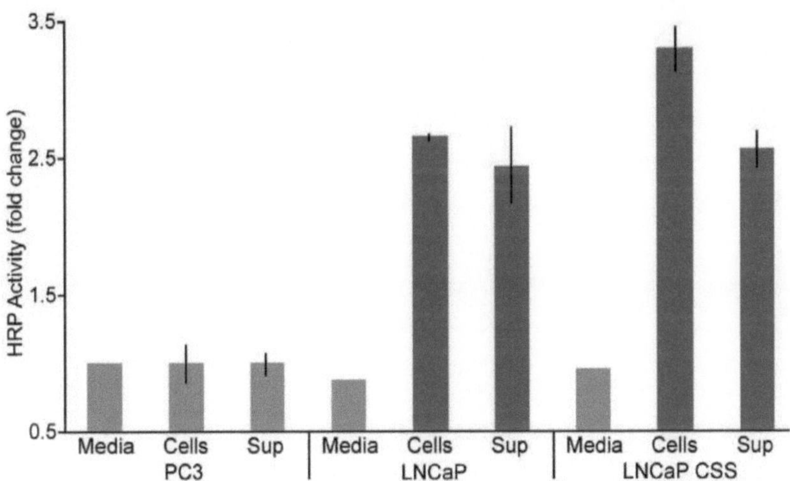

Figura 4-16. Um ELISA em sanduíche que demonstra a captura de células PSMA positivas pela combinação do ligando duplo $P100_{SP}$ **-P4-2** + $P100_{SP}$ **-P4-1** e o espaçador PEG7 no fago, que estão imobilizados na placa de microtítulo. Os controlos são apresentados a cinzento claro. 'Media' indica meios de cultura frescos, enquanto 'sup' indica sobrenadante de cultura de células. O valor de p é <0,01 para todos os dados aqui apresentados.

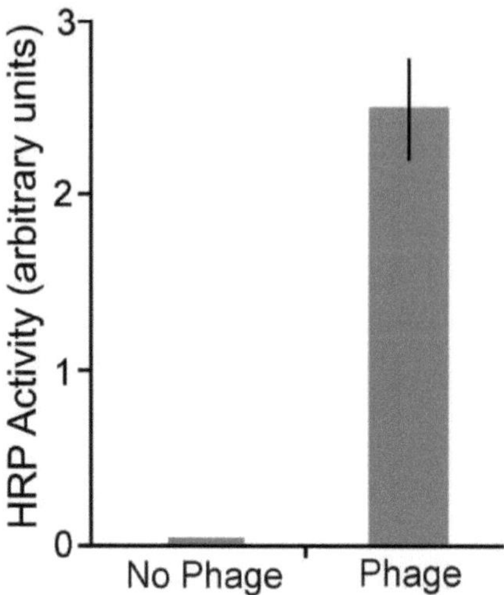

Figura 4-17. ELISA baseado em fagos demonstrando a imobilização de fagos nos poços de uma placa de microtitulação, como usado no ensaio ELISA em sanduíche (Figura 4-16). Os poços foram incubados com 100 µL/poço de fago 10 nM e, em seguida, foi utilizada uma solução de bloqueio de BSA. Os níveis de fago ligado foram quantificados usando um anticorpo anti-M13 conjugado com peroxidase de rábano. O controlo negativo apresenta condições idênticas sem a adição de fago.

CONCLUSÕES

Em conclusão, este estudo demonstra uma abordagem sistemática para a engenharia da superfície dos fagos através da adaptação química. A modificação química dos vírus com PEG resolve um problema importante de adesão inespecífica às superfícies celulares, e a engenharia adicional permitiu a deteção específica utilizando ligandos PEGilados. A combinação de ligandos duplos PEGilados relatada fornece uma base para a aplicação do fago à análise baseada em células, onde o reconhecimento molecular altamente específico das células é essencial. A otimização da afinidade de ligação exigiu a otimização do comprimento do PEG, da densidade de empacotamento, do ponto de ligação, dos ligantes e dos espaçadores. A versatilidade do PEG permite esta otimização multivariada. Este polímero biocompatível está amplamente disponível com diversas funcionalidades para bioconjugação e também tem conformações moderadamente previsíveis para orientar a engenharia. Além disso, demonstramos o controlo sobre a configuração espacial relativa dos ligandos utilizando pequenos polímeros PEG interdigitados com escovas PEG maiores numa abordagem geral aplicável a muitos estudos de otimização da ligação. Mais importante ainda, estes fagos quimicamente modificados podem distinguir facilmente células PSMA-positivas de PSMA-negativas e também identificar células tumorais de PCa mais agressivas. No futuro, aplicaremos estes fagos à captura e deteção de células tumorais circulantes para utilização em detectores baseados em células.

MATERIAIS E MÉTODOS

Todos os produtos químicos e reagentes foram adquiridos à Sigma-Aldrich e utilizados tal como recebidos, exceto quando indicado em contrário. O PSMA e as linhas celulares LNCaP e PC3 foram ofertas generosas dos Drs. William Ernst e Gary Fuji (Molecular Express). A maleimida-PEG100-amina e o ácido 15-azido-4,7,10,13-tetraoxapentadecanóico (ácido azido-PEG4-carboxílico) foram adquiridos à Alfa Aesar. A N,N-diisopropiletilamina (DIPEA) e os PEG7, 22 e 45 funcionalizados com azida foram adquiridos à Sigma, e o ácido 4-Azidobutanóico foi adquirido à Synthonix. O ácido 4-pentinóico (GFS Chemicals, Inc.), o hexafluorofosfato de O-benzotriazole-N,N,N',N'-tetrametilurónio, HBTU (GL Biochem Ltd.), o tampão de acetato de trietilamónio (Fluka Biochemika) e o Tween-20 (EMD Science) foram utilizados como recebidos. Para a preparação das soluções, foi utilizada água de qualidade para HPLC.

Propagação do bacteriófago M13

A propagação e o isolamento dos fagos foram efectuados conforme descrito anteriormente.[4,57] Resumidamente, o ADN do fagóide foi transformado em células de *E. coli* XL-1 Blue competentes em $CaCl_2$. As células foram cultivadas a 37° C em 2 mL de meio 2YT suplementado com carbenicilina e tetraciclina até a cultura atingir a fase de crescimento logarítmico. A cultura foi então infetada com o fago auxiliar KO7 com uma multiplicidade de infeção de 4,5:1. A cultura inicial foi então transferida para 75 mL de meio 2YT suplementado com carbenicilina e canamicina. A cultura de fagos foi incubada durante 16 h a 37 OC com agitação. Os fagos foram isolados do sobrenadante da cultura por centrifugação a 10 krpm após precipitação através da adição de 1/5th volume de PEG-NaCl (2,5 M NaCl, 20% PEG-8000). Após a segunda precipitação, os fagos foram ressuspendidos em solução salina tamponada com fosfato (PBS, 135 mM NaCl, 2,50 mM KCl, 8,00 mM Na_2HPO_4, 30,0 mM KH_2PO_4, pH 7,2). A concentração de fago foi determinada por absorvância UV a 268 nm (OD_{268} de 1,0 = 8,31 nM de fago).

Síntese de péptidos em fase sólida

Os péptidos foram sintetizados por síntese convencional de péptidos em fase sólida com aminoácidos protegidos com Fmoc em resina de Rink-amida (Novabiochem), como descrito anteriormente.[4,58,59] O terminal *M do* péptido foi acoplado ao ácido 4-azido butanóico ou ao ácido 4-pentinóico para produzir os péptidos funcionalizados com azida ou alcino, respetivamente. Para a incorporação do ligante PEG4, o último passo de acoplamento foi efectuado com o ácido 15-azido-4,7,10,13-tetraoxapentadecanóico. Os péptidos obtidos foram purificados por HPLC de fase inversa com uma coluna C_{18} . As frações contendo os peptídeos purificados foram combinadas e concentradas usando evaporação rotativa, seguidas de liofilização e caraterização por espetrometria de massa MALDI-TOF. O *m/z calculado* para o peptídeo-1 [M^+] 1349,67, encontrado 1349,77. O *m/z calculado* para o peptídeo-2 [M^+] 2040,28, encontrado 2040,23. O *m/z calculado* para o peptídeo-1 fundido ao ligante azido-PEG4 é [M^+] 1510,80, encontrado 1511,78. O *m/z calculado para o* peptídeo-2 **fundido com o ligante** azido-PEG4 é [M^+] 2201,02, encontrado 2202,06. O m/z calculado para o peptídeo K_{14} funcionalizado com alquino [$M+Na$]$^+$ 1914,37, encontrado 1914,18. O *m/z calculado para* o péptido K_{14} -Cys [M^{3+}] 638,79, encontrado 638,79.

Reação de química de clique para a síntese de oligolisinas PEGylated

O protocolo para a síntese de oligolisinas PEGiladas foi adaptado do protocolo da Lumiprobe Corporation, conforme descrito anteriormente.[4,57,60,61] Resumidamente, a reação foi realizada a uma concentração final de 100 µM de PEG funcionalizado com azida. O produto obtido foi purificado por HPLC analítico de fase inversa e caracterizado por espetrometria de massa MALDI-TOF. O *m/z* calculado para o K_{14} funcionalizado com alquino fundido com PEG7 funcionalizado com azida [M^+] 2285,61, encontrado 2286,93. Os dados de espetrometria de massa obtidos para a oligolisina PEGilada mostraram uma mudança nos espectros PEG carateristicamente polidispersos pela massa esperada de K_{14} -alquino, Figura 4-3 e 4-4.

Síntese de ligandos PEGylated - modo de ligação específico

O protocolo para a síntese dos ligandos PEGilados foi adaptado da síntese de peptídeos em fase sólida e da reação de química de clique descrita acima, e também descrito nas Figuras S7 e S9. Num tubo de ensaio de vidro, 40 µL de Mal-PEG100-NH$_2$ 1 mM (adquirido comercialmente à Alfa Aesar) em água, 12 µL de ácido pentinoico 10 mM (em água), 12µL de HBTU 10 mM (em NMP), 40 µL de DIPEA e 296 µL de água de grau HPLC foram combinados e agitados à temperatura ambiente durante 2 h, produzindo alquino-funcionalizado-PEG100-Mal. Para obter mais quantidades do produto, foram executadas em paralelo várias reacções a este volume. Para remover o material de partida que não reagiu e para concentrar o produto, as misturas de reação foram diluídas com um volume igual de água de grau HPLC antes da concentração para $1/5^{th}$ volume utilizando concentradores 2K MWCO (Sartorius).

Para a etapa seguinte da síntese, $\approx$50 µL do alquino funcionalizado-PEG100-Mal, obtido como descrito acima, foi conjugado a ligandos peptídicos funcionalizados com azida (concentração final de 40 µM) por química de clique como antes.[4,60] A mistura de reação foi agitada durante a noite à temperatura ambiente. Quatro reacções idênticas foram executadas em paralelo. Para remover os materiais de partida não reagidos, as quatro misturas de reação foram então combinadas e concentradas para $1/4^{th}$ volume usando concentradores 3K MWCO. Em seguida, a solução resultante foi diluída com um volume igual de água de grau HPLC antes de se concentrar para $\approx 1/2$ volume usando concentradores 5K MWCO. A mistura de reação concentrada foi purificada utilizando HPLC analítico de fase inversa (Figuras 4-18 e 4-19) e as fracções foram identificadas por espetrometria de massa MALDI-TOF. A elevada polidispersão do polímero PEG de MW elevado impede a determinação exacta da massa por esta técnica, pelo que foi utilizada a cromatografia de permeação em gel (GPC), tal como descrito na secção seguinte.

Para o modo de ligação não específico descrito no texto e na Figura 4-12, os ligandos PEGilados foram sintetizados pela ordem inversa. Os péptidos funcionalizados com azida foram primeiro conjugados com ácido pentinoico utilizando a química de clique. O péptido resultante foi então acoplado ao Mal-PEGIOO-NH$_2$ utilizando HBTU e DIPEA como descrito acima.

Cromatografia de Permeação em Gel (GPC)

O GPC foi utilizado para caraterizar os MWs dos péptidos PEGylated. Os pesos moleculares dos polímeros, calibrados com padrões de PEG MW, foram obtidos com um sistema GPC da série Agilent 110O (Agilent Technologies, Santa Clara, CA) usando solução de LiBr/DMF a O,1% (v/v) (1,O mL/min) como eluente.

Dispersão dinâmica da luz (DLS)

Para demonstrar o envolvimento de ligandos PEGylated e outros materiais na superfície do fago, foram obtidas medições DLS utilizando a série Nano ZetaSizer ZS. Para a determinação do tamanho, foi medido 1 mL de cada amostra na mesma concentração utilizada no ensaio biológico. Cada amostra foi medida pelo menos três vezes a 25° C, sendo cada medição de tamanho individual a média de 10 execuções.

Crescimento celular

As linhas celulares foram cultivadas em monocamadas em meios suplementados com 1O% de soro fetal bovino (Cellgro), 1 mM de piruvato de sódio[62] e 1% de penicilina-estreptomicina-glutamina numa atmosfera de 5% de CO_2 e 95% de ar-humidificado a 37° C. As células LNCaP foram cultivadas em meios RPMI 1640. Para estudos com células LNCaP cultivadas em soro isento de carvão (células LNCaP CSS), as células LNCaP foram lavadas com PBS e depois incubadas com meio RPMI 1640 isento de fenol suplementado com 10% de soro isento de carvão (Cellgro) durante cinco minutos. As células foram de novo lavadas com PBS e alimentadas com meios frescos.[51] As células PC3 foram cultivadas em meio Ham's F-12.

Ensaio de imunoabsorção enzimática (ELISA) com fagos de base celular

Dia 1: O ELISA baseado em células foi efectuado conforme descrito anteriormente por Watanabe et. al. com as seguintes modificações.[63] As células foram separadas com tripsina-EDTA, ressuspensas em PBS e depois recolhidas por centrifugação a 1200 rpm durante 5 minutos. As células foram novamente lavadas com PBS e depois concentradas como na etapa anterior. A concentração das células foi ajustada para $4,5 \times 10^6$ células/mL em PBS usando um hemocitômetro, e 100 μL foram aliquotados para poços específicos de uma placa de microtitulação de 96 poços (placas Maxisorp da Nunc). As placas Maxisorp aqui utilizadas têm uma elevada capacidade de ligação às proteínas. Assim, as placas podem ser utilizadas para efetuar ensaios com as células ou o fago imobilizados nos poços. Em seguida, foram adicionados aos poços 50 μL de uma solução de glutaraldeído a 0,15% em PBS a 4 oc, e a solução foi misturada suavemente por pipetagem. A placa ELISA foi então centrifugada a 1200 rpm durante 10 minutos a 4 oc, seguida de incubação durante a noite a 4 oc.

Dia 2: A solução celular foi cuidadosamente removida e os poços foram bloqueados com 200 μL/well de tampão de bloqueio contendo 100 mM de glicina, 1% de gelatina e 0,1% w/v de BSA (albumina de soro bovino) em PBS. A placa foi incubada durante a noite ($\approx$20-22 h) à temperatura ambiente.

Separadamente, os fagos foram preparados antes da ligação a PEG e ligandos PEGilados. O fago (10 nM em 100 μL de PBS) e 1 μL de K_{14} -alquino (525 μM em água) foram cuidadosamente misturados por pipetagem $\approx$25 vezes. Para o fago envolvido com ligandos PEGilados, o fago foi misturado com 0,75 μL de K_{14} -Cys (525 μM em água). Para o envolvimento misto na superfície do fago, 0,5 μL de K_{14} -alkyne foi prémisturado com 0,75 µL de K$_{14}$ -Cys, e depois misturado com 100 µL de fago 10 nM. A solução foi agitada à temperatura ambiente durante 15 minutos num agitador orbital. Em seguida, foram adicionados 2 µL de ligando PEGilado (625 µM em água) aos poços apropriados. Para as combinações de ligandos duplos, os ligandos PEGilados foram pré-misturados na proporção desejada (uma proporção molar de 2:1, por exemplo) e, em seguida, 2 µL da mistura foram adicionados aos poços apropriados. As soluções foram misturadas suavemente por pipetagem e incubadas durante a noite a 4° C.

Dia 3: Em seguida, a reação de clique foi realizada, como descrito anteriormente, mas com as seguintes modificações.[4,57,60] Para tamponar o pH, foi adicionado acetato de trietilamónio a uma concentração final de 50 mM, seguido da adição de 1,5 µL de PEG 1 mM funcionalizado com azida. As soluções foram misturadas por pipetagem. De seguida, foi adicionado ácido ascórbico a uma concentração final de 1 mM e as soluções foram misturadas por pipetagem suave. Em seguida, adicionou-se sulfato de cobre a uma concentração final de 1,5 mM e pipetou-se para misturar as soluções. Foi adicionada água aos outros poços para manter concentrações consistentes de fago. A placa foi incubada à temperatura ambiente durante 30 minutos.

Os poços da placa ELISA foram então incubados com as amostras de fago. O tampão de bloqueio foi removido e os poços foram cuidadosamente lavados duas vezes com PBS. Em seguida, a solução de fago foi adicionada aos respectivos poços e incubada durante 45 minutos. A solução de fago foi removida, e os poços foram lavados três vezes com 300 µL/well de tampão de lavagem PT (0,05% Tween-20 em PBS), uma vez com PBS, e depois incubados com anticorpo anti-M13 conjugado com peroxidase de rábano (100 µL/well, diluição 1:5000 em PBS) por 40 min. Os poços foram lavados três vezes com PT e uma vez com PBS. A placa foi então revelada por incubação com solução de substrato HRP (100 µL/poço; 1 mg/mL de dicloridrato de *o-fenilenodiamina* e 0,02% w/v H O$_{22}$) em tampão de ácido cítrico (50 mM de ácido cítrico, 50 mM Na HPO$_{24}$, pH 5,0). A atividade da HRP foi medida espectrofotometricamente a 450 nm, utilizando um leitor de placas de microtítulo (BioTek). A absorvância a 630 nm foi subtraída da absorvância a 450 nm para eliminar a presença de fundo.

ELISA em sanduíche baseado em fagos para captura de células.

Para demonstrar a captura de células pelo fago PEGylated-Hgand, o fago foi revestido na placa e as células foram adicionadas antes de quantificar a ligação. Esta configuração de ensaio inverte outros ELISAs de fagos baseados em células relatados aqui. Esta experiência é um passo significativo para estabelecer a relevância desta arquitetura de fagos para ensaios de biossensores planeados no futuro. Neste ensaio, a arquitetura de fago PEGylated é imobilizada na placa como demonstrado na Figura 417. Em seguida, é adicionada uma suspensão de células aos poços e a quantidade de células capturadas é medida espectrofotometricamente, conforme detalhado aqui e no texto. O protocolo aqui apresentado centra-se em pormenores experimentais alterados em relação ao ELISA acima descrito; todas as outras condições permaneceram inalteradas.

Dia 1: Neste ELISA de captura de fagos, poços específicos de uma placa de microtitulação de 96 poços foram revestidos com 100 µL/well de uma solução de fago 10 nM pré-embrulhado com invólucros de oligolisina, conforme descrito acima. A placa foi incubada durante 1 h num agitador à temperatura ambiente. A solução de revestimento foi removida, e os poços foram bloqueados com 200 µL/well de solução de BSA 0,2% w/v em PBS por 30 min, e lavados duas vezes com PT. Em seguida, foram adicionados 98 µL de PBS por poço, seguidos de ligandos PEGilados e incubados durante a noite a 4° C.

Dia 2: As variantes de PEG funcionalizadas com azida foram então conjugadas conforme descrito acima. Separadamente, as células foram coletadas e a concentração ajustada conforme descrito acima; a placa ELISA foi então incubada com 100 µL/well da solução celular ou meio por 1 h. Os poços foram lavados com PBS e incubados com 100 µL/well do anticorpo anti-PSMA, anticorpo YPSMA (Abcam) na diluição 1: 1000. Os poços foram então lavados com PBS, seguido de incubação com anticorpo anti-camundongo conjugado com peroxidase de rábano (Sigma) a uma diluição de 1: 1000. Os níveis de ligação do fago foram quantificados como descrito acima.

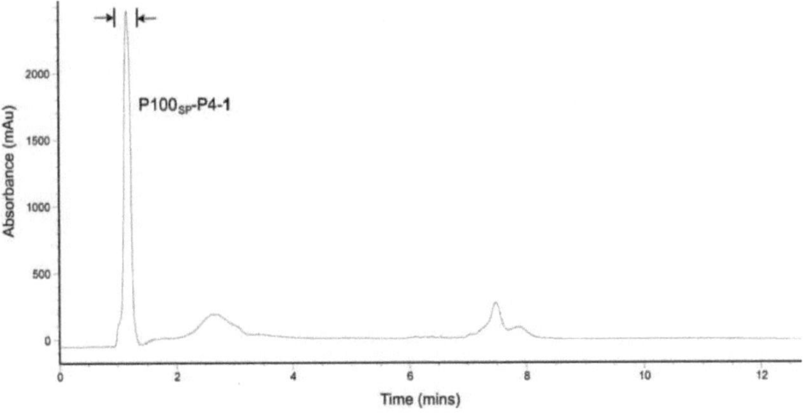

Figura 4-18. HPLC de fase reversa representativa para purificação da mistura de reação concentrada para formar P100$_{SP}$ **-P4-1**. Para obter P100$_{SP}$ **-P4-1** puro, o pico designado no traço foi recolhido e foi efectuada uma determinação exacta da massa por cromatografia de permeação em gel. Como se mostra aqui, a utilização de concentradores de corte de 3K e 5K MW e a lavagem extensiva removeram a maioria dos materiais de partida que não reagiram da mistura de reação.

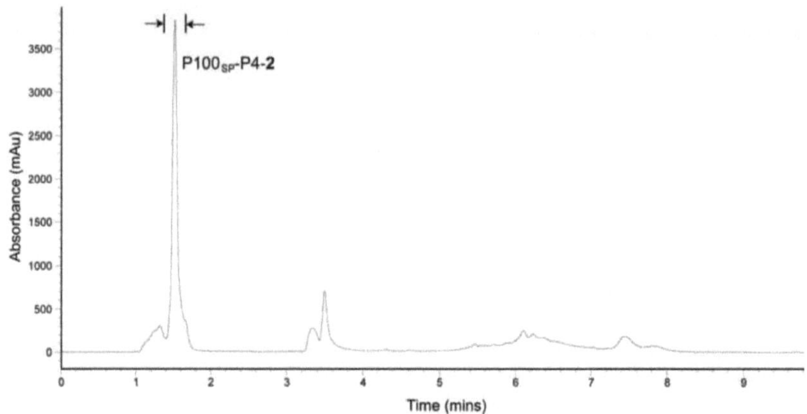

Figura 4-19. HPLC de fase reversa representativa para purificação da mistura de reação concentrada para $P100_{SP}$ **-P4-2**. Tal como descrito acima, a cromatografia de permeação em gel caracterizou a massa deste ligando PEGilado. Como se mostra aqui, a utilização de concentradores de corte de 3K e 5K MW e a lavagem extensiva removeram a maioria dos materiais de partida que não reagiram da mistura de reação.

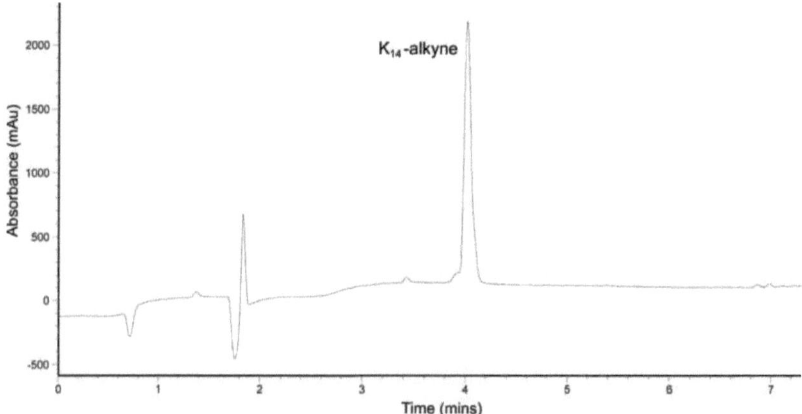

Figura 4-20. Análise representativa por HPLC de fase reversa do K_{14} -alquino purificado. A determinação exacta da massa foi realizada utilizando a espetrometria de massa MALDI-TOF. As características no cromatograma de HPLC antes da marca dos dois minutos são também observadas quando apenas é injectada água na coluna de HPLC; assim,

estas características não reflectem a pureza do péptido.

REFERÊNCIAS

(1) Joosse, S. A.; Gorges, T. M.; Pantei, K. Biology, Detection, and Clinical Implications of Circulating Tumor Cells. *EMBO Mol. Med.* **2015**, 7, 1-11.

(2) Mehlen, P.; Puisieux, A. Metastasis: Uma questão de vida ou morte. *Nat. Rev. Cancer* **2006**, *6*, 449-458.

(3) Siegel, R. L.; Miller, K. D.; Jemal, A. CancerStatistics, 2015. *CA. CancerJ. Clin.* **2015**, *65*, 5-29.

(4) Mohan, K.; Donavan, K. C.; Arter, J. A.; Penner, R. M.; Weiss, G. A. Sub-Nanomolar Detection of Prostate-Specific Membrane Antigen in Synthetic Urine by Synergistic, Dual-Ligand Phage. *J. Am. Chem. Soc.* **2013**, *135*, 7761-7767.

(5) Schülke, N.; Varlamova, O. A.; Donovan, G. P.; Ma, D.; Gardner, J. P.; Morrissey, D. M.; Arrigale, R. R.; Zhan, C.; Chodera, A. J.; Surowitz, K. G.; *et al.* O homodímero do antigénio de membrana específico da próstata é um alvo funcional para a terapia do cancro. *Proc. Natl. Acad. Sci. USA* **2003**, *100*, 12590-12595.

(6) Chuang, A.-Y.; DeMarzo, A. M.; Veltri, R. W.; Sharma, R. B.; Bieberich, C. J.; Epstein, J. I. Immunohistochemical Differentiation of High-Grade Prostate Carcinoma from Urothelial Carcinoma. *Am. J. Surg. Pathol.* **2007**, *31*, 12461255.

(7) Kawakami, M.; Nakayama, J. Enhanced Expression of ProstateSpecific Membrane Antigen Gene in Prostate Cancer as Revealed by in Situ Hybridization. *Cancer Res.* **1997**, *57*, 23212324.

(8) Sokoloff, R. L.; Norton, K. C.; Gasior, C. L.; Marker, K. M.; Grauer, L. S. A Dual-Monoclonal Sandwich Assay for ProstateSpecific Membrane Antigen: Levels in Tissues, Seminal Fluid and Urine (Níveis em tecidos,

fluido seminal e urina). *Prostate* **2000**, *43*, 150-157.

(9) Mohan, K.; Weiss, G. A. Ligandos duplos exibidos em fagos codificados geneticamente. *Anal. Biochem.* **2014**, *453*, 1-3.

(10) Arter, J. A.; Diaz, J. E.; Donavan, K. C.; Yuan, T.; Penner, R. M.; Weiss, G. A. Virus-Polymer Hybrid Nanowires Tailored to Detect Prostate-Specific Membrane Antigen. *Anal. Chem.* **2012**, *84*, 2776-2783.

(11) Smith, G. P. Filamentous Fusion Phage: Novos Vectores de Expressão que Apresentam Antigénios Clonados na Superfície do Virião. *Science* **1985**, *228*, 1315-1317.

(12) Sidhu, S. S.; Weiss, G. A. *Phage Display: A Practical Approach* ; Lowman, H. B.; Clackson, T., Eds.; Oxford University Press: Nova Iorque, 2004.

(13) Scott, J. K.; Smith, G. P. Searching for Peptide Ligands with an Epitope Library. *Science* **1990**, *249*, 386-390.

(14) Welsh, L. C.; Symmons, M. F.; Sturtevant, J. M.; Marvin, D. A.; Perham, R. N. Structure of the Capsid of Pf3 Filamentous Phage Determined from X-Ray Fibre Diffraction Data at 3.1 A Resolution. *J. Mol. Biol.* **1998**, *283*, 155-177.

(15) Trepel, M.; Arap, W.; Pasqualini, R. In Vivo Phage Display and Vascular Heterogeneity: Implications for Targeted Medicine. *Curr. Opin. Chem. Biol.* **2002**, *6*, 399-404.

(16) Abbineni, G.; Modali, S.; Safiejko-Mroczka, B.; Petrenko, V. A.; Mao, C. Evolutionary Selection of New Breast Cancer CellTargeting Peptides and Phages with the Cell-Targeting Peptides Fully Displayed on the Major Coat and Their Effects on Actin Dynamics during Cell Internalization. *Mol. Pharm.* **2010**, *7*, 1629-1642.

(17) Arap, W.; Pasqualini, R.; Ruoslahti, E. Cancer Treatment by Targeted Drug DeliverytoTumorVasculature in a Mouse Model. *Science* **1998**, *279*,

377-380.

(18) Ma, K.; Wang, D.-D.; Lin, Y.; Wang, J.; Petrenko, V.; Mao, C. Synergetic Targeted Delivery of Sleeping-Beauty Transposon System to Mesenchymal Stem Cells Using LPD Nanoparticles Modified with a Phage-Displayed Targeting Peptide. *Adv. Funct. Mater.* **2013**, *23*, 1172-1181.

(19) Wang, Y.; Ju, Z.; Cao, B.; Gao, X.; Zhu, Y.; Qiu, P.; Xu, H.; Pan, P.; Bao, H.; Wang, L.; *et al.* Deteção rápida ultrassensível de biomarcadores de anticorpos séricos humanos por nanofibras virais de captura de biomarcadores. *ACS Nano* **2015**, *9*, 4475-4483.

(20) Petrenko, V. A.; Jayanna, P. K. Nanomedicinas contra o cancro dirigidas à proteína de fago. *FEBS Lett.* **2014**, *588*, 341-349.

(21) Jayanna, P. K.; Torchilin, V. P.; Petrenko, V. A. Liposomes Targeted by Fusion Phage Proteins. *Nanomedicina.* **2009**, *5*, 83-89.

(22) Wang, T.; Yang, S.; Petrenko, V. A.; Torchilin, V. P. Cytoplasmic Delivery of Liposomes into MCF-7 Breast Cancer Cells Mediated by Cell-Specific Phage Fusion Coat Protein. *Mol. Pharm.* **2010**, *7*, 1149-1158.

(23) Ngweniform, P.; Abbineni, G.; Cao, B.; Mao, C. Auto-montagem de lipossomas carregados com fármacos em fagos M13 que reconhecem alvos geneticamente concebidos: Um novo nanocarreador para entrega de medicamentos direcionados. *Small* **2009**, *5*, 1963-1969.

(24) Kalarical Janardhanan, S.; Narayan, S.; Abbineni, G.; Hayhurst, A.; Mao, C. Architectonics of Phage-Liposome Nanowebs as Optimized Photosensitizer Vehicles for Photodynamic Cancer Therapy. *Mol. Cancer Ther.* **2010**, *9*, 2524-2535.

(25) Ghosh, D.; Lee, Y.; Thomas, S.; Kohli, A. G.; Yun, D. S.; Belcher, A. M.; Kelly, K. A. M13-Templated Magnetic Nanoparticles for Targeted in Vivo Imaging of Prostate Cancer. *Nat. Nanotechnol.* **2012**, *7*, 677-682.

(26) Ghosh, D.; Bagley, A. F.; Na, Y. J.; Birrer, M. J.; Bhatia, S. N.; Belcher, A. M. Deep, Noninvasive Imaging and Surgical Guidance of Submillimeter Tumors Using Targeted MISStabilized Single-Walled Carbon Nanotubes. *Proc. Natl. Acad. Sci. U. S. A.* **2014**, *111*, 13948-13953.

(27) Carrico, Z. M.; Farkas, M. E.; Zhou, Y.; Hsiao, S. C.; Marks, J. D.; Chokhawala, H.; Clark, D. S.; Francis, M. B. N-Terminal Labeling of Filamentous Phage to Create Cancer Marker Imaging Agents. *ACS Nano* **2012**, *6*, 6675-6680.

(28) Russel, M.; Lowman, H. B.; Tim, C. *Phage Display: Practical Approach* ; Lowman, H. B.; Clackson, T., Eds.; Oxford University Press: Nova Iorque, 2004.

(29) Lamboy, J. A.; Tam, P. Y.; Lee, L. S.; Jackson, P. J.; Avrantinis, S. K.; Lee, H. J.; Corn, R. M.; Weiss, G. A. Chemical and Genetic Wrappers for Improved Phage and RNA Display. *ChemBioChem* **2008**, *9*, 2846-2852.

(30) Lamboy, J. A.; Arter, J. A.; Knopp, K. A.; Der, D.; Overstreet, C. M.; Palermo, E. F.; Urakami, H.; Yu, T.-B.; Tezgel, O.; Tew, G. N.; *et al.* Phage Wrapping with Cationic Polymers Elimina a ligação inespecífica entre o fago M13 e as proteínas-alvo de alto pI. *J. Am. Chem. Soc.* **2009**, *131*, 16454-16460.

(31) Dozmorov, M. G.; Hurst, R. E.; Culkin, D. J.; Kropp, B. P.; Frank, M. B.; Osban, J.; Penning, T. M.; Lin, H.-K. Unique Patterns of Molecular Profiling between Human Prostate Cancer LNCaP and PC-3 Cells [Padrões únicos de perfis moleculares entre células LNCaP e PC-3 do cancro da próstata humano]. *Prostate* **2009**, *69*, 1077-1079.

(32) Horoszewicz, J. S.; Leong, S. S.; Chu, T. M.; Wajsman, Z. L.; Friedman, M.; Papsidero, L.; Kim, U.; Chai, L. S.; Kakati, S.; Arya, S. K.;

et al. The LNCaP Cell Line--a New Model for Studies on Human Prostatic Carcinoma. *Prog. Clin. Biol. Res.* **1980**, *37*, 115-132.

(33) Sobel, R. E.; Sadar, M. D. Linhas celulares utilizadas na investigação do cancro da próstata: A Compendium of Old and New Lines--Part 1. *J. Urol.*

2005, *173*, 342-359.

(34) Marsh, D.; Bartucci, R.; Sportelli, L. Membranas lipídicas com polímeros enxertados: Aspectos físico-químicos. *Biochim. Biophys. Ata - Biomembr.* **2003**, *1615*, 33-59.

(35) Crawford, J. Clinical Uses of Pegylated Pharmaceuticals in Oncology (Utilizações clínicas de medicamentos peguilados em oncologia). *Cancer Treat. Rev.* **2002**, *28*, 7-11.

(36) Knop, K.; Hoogenboom, R.; Fischer, D.; Schubert, U. S. Poly(ethylene Glycol) in Drug Delivery: Pros and Cons as Well as Potential Alternatives. *Angew. Chem. Int. Ed. Engl.* **2010**, *49*, 6288-6308.

(37) Pai, S. S.; Przybycien, T. M.; Tilton, R. D. Protein PEGylation Attenuates Adsorption and Aggregation on a Negatively Charged and Moderately Hydrophobic Polymer Surface [A PEGilação de Proteínas Atenua a Adsorção e a Agregação em uma Superfície de Polímero Moderadamente Hidrofóbica e com Carga Negativa]. ***Langmuir2010***, *26*, 18231-18238.

(38) Fishburn, C. S. The Pharmacology of PEGylation: Balancing PD with PK to Generate Novel Therapeutics. *J. Pharm. Sci.* **2008**, *97*,4167-4183.

(39) Loo, C.; Lin, A.; Hirsch, L.; Lee, M.-H.; Barton, J.; Halas, N.; West, J.; Drezek, R. Nanoshell-Enabled Photonics-Based Imaging and Therapy of Cancer. *Tecnologia. Cancer Res. Treat.* **2004**,*3*, 33-40.

(40) Loo, C.; Lowery, A.; Halas, N.; West, J.; Drezek, R. Immunotargeted Nanoshells for Integrated Cancer Imaging and Therapy. *Nano Lett.* **2005**,

5, 709-711.

(41) Levin, C. S.; Bishnoi, S. W.; Grady, N. K.; Halas, N. J. Determinação da conformação de poli(etilenoglicol) tiolado em nanocápsulas de Au por ensaio espetroscópico de dispersão Raman com superfície melhorada. *Anal. Chem.* **2006**, *78*, 32773281.

(42) Xia, X.; Yang, M.; Wang, Y.; Zheng, Y.; Li, Q.; Chen, J.; Xia, Y. Quantificação da densidade de cobertura das cadeias de poli (etileno glicol) na superfície das nanoestruturas de ouro. *ACS Nano* **2012**, *6*, 512-522.

(43) Sarma, M.; Chatterjee, T.; Das, S. K. Sistemas hóspede-hospedeiro baseados em éter de coroa de amónio: Inclusão de convidados dirigidos por ligações de hidrogénio N–H–O com funcionalidades doadoras de N-H em geometria angular. *RSCAdv.* **2012**, *2*, 3920-3926.

(44) Greenwald, R. B.; Choe, Y. H.; McGuire, J.; Conover, C. D. Effective Drug Delivery by PEGylated Drug Conjugates. *Adv. Drug Deliv. Rev.* **2003**, *55*, 217-250

(45) Montesano, G.; Bartucci, R.; Belsito, S.; Marsh, D.; Sportelli, L. Lipid Membrane Expansion and Micelle Formation by Polymer- Grafted Lipids: Scaling with Polymer Length Studied by SpinLabel Electron Spin Resonance. *Biophys. J.* **2001**, *80*, 137213783.

(46) Glucksman, M. J.; Bhattacharjee, S.; Makowski, L. ThreeDimensional Structure of a Cloning Vetor. *J. Mol. Biol.* **1992**, *226*, 455-470.

(47) Kim, J.; Korkmaz, N.; Nam, C. H. Montagem de fagos usando ATPES-Conjugação da proteína p8 revestida principal para possíveis andaimes. *IBC* **2012**, *4*, 1-7.

(48) Liu, Y.; Shipton, M. K.; Ryan, J.; Kaufman, E. D.; Franzen, S.; Feldheim, D. L. Síntese, estabilidade e internalização celular de nanopartículas de ouro contendo monocamadas mistas de péptido-

poli(etilenoglicol). *Anal. Chem.* **2007**, *79*, 2221-2229.

(49) Manson, J.; Kumar, D.; Meenan, B. J.; Dixon, D. Nanopartículas de ouro funcionalizadas com polietilenoglicol: The Influence of Capping Density on Stability in Various Media (A Influência da Densidade de Cobertura na Estabilidade em Vários Meios). *Gold Bull.* **2011**, *44*,99-105.

(50) Harris, J. M.; Martin, N. E.; Modi, M. Pegylation: Um novo processo para modificar a farmacocinética. *Clin. Pharmacokinet.* **2001**, *40*,

539-551.

(51) Tovar, C.; Higgins, B.; Kolinsky, K.; Xia, M.; Packman, K.; Heimbrook, D. C.; Vassilev, L. T. MDM2 Antagonists Boost Antitumor Effect of Androgen Withdrawal: Implications for Therapy of Prostate Cancer (Implicações para a terapia do cancro da próstata). *Mol. Cancer* **2011**, *10*, 49-59.

(52) Denmeade, S. R.; Sokoll, L. J.; Dalrymple, S.; Rosen, D. M.; Gady, A. M.; Bruzek, D.; Ricklis, R. M.; Isaacs, J. T. Dissociação entre a capacidade de resposta aos androgénios para o crescimento maligno e a expressão de marcadores de diferenciação específicos da próstata PSA, hK2 e PSMA em modelos de cancro da próstata humano. *Prostate* **2003**, *54*, 249-257.

(53) Culig, Z.; Hoffmann, J.; Erdel, M.; Eder, I. E.; Hobisch, A.; Hittmair, A.; Bartsch, G.; Utermann, G.; Schneider, M. R.; Parczyk, K.; *et al.* Switch from Antagonist to Agonist of the Androgen Recetor Bicalutamide Is Associated with Prostate Tumour Progression in a New Model System. *Br. J. Cancer* **1999**, *81*, 242-251.

(54) Iwasa, Y.; Mizokami, A.; Miwa, S.; Koshida, K.; Namiki, M. Establishment and Characterization of Androgen-Independent Human Prostate Cancer Cell Lines, LN-REC4 and LNCaP-SF, from LNCaP. *Int. J. Urol.* **2007**, *14*, 233-239.

(55) Ghosh, A.; Wang, X.; Klein, E.; Heston, W. D. W. Novel Role of Prostate-Specific Membrane Antigen in Suppressing Prostate Cancer Invasiveness. *CancerRes.* **2005**, *65*, 727-731.

(56) Su, S. L.; Huang, I. P.; Fair, W. R.; Powell, C. T.; Heston, W. D. Variantes de RNA do Antígeno de Membrana Específico da Próstata com Splicing Alternativo: Ratio of Expression as a Potential Measurement ofProgression. *CancerRes.* **1995**, *55*, 1441-1443.

(57) Mohan, K.; Penner, R. M.; Weiss, G. A. Biosensing with Virus Electrode Hybrids. *Curr. Protoc. Chem. Biol.* **2015**, *7*, 53-72.

(58) Merrifield, R. B. Síntese de Peptídeos em Fase Sólida. I. A Síntese de um tetrapeptídeo. *J. Am. Chem. Soc.* **1963**, *85,* 2149-2154.

(59) Amblard, M.; Fehrentz, J.-A.; Martinez, J.; Subra, G. Methods and Protocols of Modern Solid Phase Peptide Synthesis. *Mol. Biotechnol.* **2006**, *33*, 239-254.

(60) Lumiprobe http://www.lumiprobe.com/protocols/click-chemistry- dna-labeling (acodido em 7 de setembro de 2011).

(61) Rostovtsev, V. V; Green, L. G.; Fokin, V. V; Sharpless, K. B. Um processo de cicloadição Huisgen por etapas: Ligação regiosselectiva catalisada por cobre (I) de azidas e alcinos terminais. *Angew. Chem., Int. Ed.* **2002**, *41*, 2596-2599.

(62) Kularatne, S. A.; Wang, K.; Santhapuram, H. R.; Low, P. S. Imagiologia e terapia do cancro da próstata orientadas para o antigénio de membrana específico da próstata, utilizando um inibidor de PSMA como ligando de localização. *Mol. Pharm.* **2009**, *6*, 780-789.

(63) Watanabe, K.; Joh, T.; Seno, K.; Sasaki, M.; Todoroki, I.; Miyashita, M.; Tochikubo, K.; Itoh, M. Desenvolvimento e aplicação clínica de um imunoensaio utilizando Helicobacter Pylori intacta ligada a uma fase sólida como antigénio. *Clin. Biochem.* **2001**, *34*, 291-295.

CAPÍTULO 5

Ligandos duplos exibidos por fagos geneticamente codificados

Referência principal : Kritika Mohan, Gregory A. Weiss. Ligandos duplos exibidos por fagos geneticamente codificados. *Anal Biochem*, **2014**, 453, 1-3.

RESUMO

A exposição do bacteriófago M13 apresenta polipéptidos como fusões com proteínas do revestimento do fago. Esses ligandos exibidos por fagos oferecem reagentes úteis para biossensores. Aqui, relatamos um protocolo de propagação de fagos modificado para a exibição consistente e robusta de dois ligandos diferentes, geneticamente codificados, na principal proteína de revestimento, P8. Os resultados demonstram que a superfície do fago atinge um ponto de saturação para a exposição máxima do péptido.

INTRODUÇÃO

Os bacteriófagos ou "fagos" M13 possuem um revestimento proteico facilmente personalizável que permite a visualização de peptídeos ou ligandos proteicos nas suas superfícies. Esta apresentação molecular liga o fenótipo do ligando apresentado ao seu ADN codificador encapsulado pelo fago. A apresentação de um péptido em cópias únicas ou múltiplas na superfície do fago, designada aqui por apresentação individual, é amplamente utilizada para a descoberta de terapêuticas e ligandos.[1,2] No entanto, algumas experiências requerem a apresentação de dois ligandos diferentes na mesma superfície do fago, o que se designa por exposição dupla. Por exemplo, anteriormente ligámos à superfície do fago dois ligandos diferentes - um sintetizado quimicamente e outro codificado geneticamente. Estes vírus com dois ligandos apresentados foram então incorporados numa matriz de bioafinidade para a deteção sensível do antigénio de membrana específico da próstata (PSMA).[3,4]

Os vírus M13 infectam apenas bactérias e são constituídos por um genoma de ADN de cadeia simples encapsulado por uma capa proteica. Aproximadamente 2700 cópias da proteína de revestimento maior (P8) aparecem ao longo do comprimento do vírus, e cinco cópias de cada uma das quatro proteínas de revestimento menores cobrem as extremidades do vírus.[5-8] A manipulação do genoma viral permite a apresentação de ligandos individuais como fusões com as proteínas da capa do fago. A apresentação de ligandos em várias cópias pode aumentar a afinidade pelo alvo devido a efeitos de avidez. Aqui, relatamos um método para introduzir simultaneamente dois ligandos geneticamente codificados e diferentes na superfície do fago. A fusão de cada ligando com P8 pode permitir que os dois ligandos diferentes se liguem simultaneamente ao alvo, uma vez que ambos os sítios de ligação aparecem ao longo do comprimento do vírus.

RESULTADOS E DISCUSSÃO

5.1 Infeção dupla em células *E. Coli*

As duplas transformações podem resultar do facto de as bactérias terem dois plasmídeos inseridos simultânea ou consecutivamente. Para conseguir essas duplas transformações, as bactérias podem ser infectadas por dois fagos; no entanto, a infeção da mesma célula de *E. coli* por dois fagos é geralmente um processo ineficaz.[9] Apesar desta ressalva, a infeção dupla continua a ser um procedimento básico na exposição de fagos, uma vez que os fagos auxiliares infectam normalmente as células infectadas com fagos após cada ronda de seleção. Como advertência adicional, as vantagens de crescimento de um plasmídeo podem resultar na perda do outro plasmídeo após a dupla transformação.[10] Conforme relatado aqui, o protocolo de propagação do fago pode ser modificado para fornecer uma combinação consistente de dois peptídeos apresentados na superfície do fago. Além disso, o procedimento modificado evita a perda do plasmídeo de propagação mais lenta, como confirmado por ELISA (ensaio de imunoabsorção enzimática) e outros ensaios descritos abaixo.

5.2 Geração de fagos com dupla codificação genética

Dois ligandos peptídicos específicos para PSMA (fornecidos pela Molecular Express), ligandos de ligação **1** - LDCVEVFQNSCDW e **2** - SECVEVFQNSCDW,[11] foram apresentados simultaneamente utilizando um protocolo de propagação de fagos modificado. Em primeiro lugar, *E. coli* foi transformada com o ADN do fagóide que codifica o primeiro ligando. Em seguida, as culturas de células bacterianas foram infectadas com bacteriófagos que apresentavam o segundo ligando. Os fagos resultantes foram designados **fago-12** ou **fago-21**. Esta nomenclatura identifica o ligando introduzido por transformação genética como o primeiro número; o segundo número indica o segundo ligando introduzido por super-infeção. A inversão da ordem dos ligandos utilizados durante as duas etapas gera duas combinações do sistema de ligandos duplos. O fago resultante de cada combinação pode ter potencialmente o mesmo número de cópias ou números diferentes de cada ligando.

5.3 Propagação de fagos com dupla codificação genética

A propagação do fago foi efectuada como referido anteriormente.[12] Os produtos químicos e reagentes foram adquiridos à Sigma-Aldrich e utilizados como recebidos, salvo indicação em contrário. O fago-1 propaga-se consistentemente de forma 20% mais eficiente do que o fago-2 (rendimentos de 412 e 342 pmol por 150 mL de cultura, respetivamente). Resumidamente, os vectores de exposição de fagos M13 (fagóides) com uma ORF que codifica o péptido **1** ou **2** fundido com P8 foram utilizados para transformar células de *E. coliXL-1* Blue competentes em $CaCl_2$, antes de serem colocadas em placas de ágar LB suplementadas com carbenicilina. Por exemplo, o **fago-12** resultou de uma única colónia de células transformadas com o **fagoide-1** e depois cultivadas a 37° C em 2 mL de meio 2YT suplementado com carbenicilina e tetraciclina até a cultura atingir a fase de crescimento logarítmico. A cultura foi então infetada com fago-2 a um MOI (multiplicidade de infeção) de 200:1 e agitada a 250 rpm durante 45 minutos a 37 °C. De seguida, foi adicionado o fago M13-KO7 (GE Healthcare) (MOI de 3:1). A cultura inicial foi então transferida para 75 mL de meio 2YT e cultivada durante a noite. Os fagos foram isolados das células por precipitação PEG-NaCl. A concentração de fago foi determinada por absorvância UV a 268 nm (OD_{268} = 8,31 nM).

5.4 Embalagem de qualquer Phagemid

O empacotamento de ambos os fagóides foi confirmado por PCR, seguido de sequenciação (Genewiz, Inc.), Figura 5-1. Este procedimento pode verificar a propagação de ambos os fagóides, mas não confirma a dupla exibição. Os iniciadores avançados eram específicos para os ligandos **1** ou **2**, enquanto cada PCR utilizava o mesmo iniciador inverso:

Primário-1 : CAGCCATATGGCCTATGCATTGGGACT

Primário-2: CAGCCATATGGCCAGCGCGTCG

Primário inverso:

CAGGAAACAGCTATGACGACAACAACCATCGCCC

A PCR foi efectuada com Iproof DNA polimerase. Quando submetidos a PCR e sequenciação, os **fagos-12** e **-21** confirmaram a presença de ambos os fagóides individuais em cada uma das amostras de fagos com dupla exibição. Cada amostra de fago com dupla exibição, **fago-12** e **-21**, inclui tanto o fagóide-1 como **o -2**. O fago-1 amplificado com o **iniciador-1** e o fago-2 amplificado com o iniciador-2 servem de controlos positivos para a iniciação e amplificação. O fago-1 amplificado com o **iniciador-2**, e vice-versa, foram utilizados como controlos negativos para testar o recozimento não específico dos iniciadores.

5.5 Afinidades de ligação de fagos de dupla apresentação com sequências semelhantes

De seguida, foi utilizado um ELISA baseado em fagos, já referido, para examinar a ligação ao PSMA.[12] Resumidamente, poços específicos de uma placa de microtitulação de 96 poços (Nunc Maxisorp) foram revestidos com uma solução de PSMA 5,6 nM, seguida de bloqueio com BSA (albumina de soro bovino). Os poços foram então incubados com ligandos exibidos por fagos, diluídos em série. Os níveis de fago ligado foram quantificados utilizando um anticorpo anti-M13 conjugado com peroxidase de rábano. Os controlos negativos incluíam ligandos exibidos por fagos que visavam BSA e fago Stop-4 que substituía os ligandos exibidos por fagos. O fago Stop-4 consiste num fagóide com o revestimento de fago de tipo selvagem, quatro códons de paragem na ORF que codifica a sequência de apresentação e, por conseguinte, nenhum péptido apresentado na superfície do fago.

Um teste ELISA comparou a ligação por fago com dupla exposição e fago com exposição individual. Esta experiência também examinou possíveis diferenças de afinidade resultantes dos novos protocolos de propagação, em comparação com as práticas convencionais (fago-1 e **fago-2**). O fago **12** e o fago **21** produziram uma resposta sobreposta quando se ligaram ao PSMA, Figura 52. Em comparação, os fagos-1 e **-2** exibidos individualmente revelaram os extremos esperados de ligação fraca e forte, respetivamente. O fago-2 liga-se ao PSMA com uma afinidade >100 vezes superior à do **fago-1**. Surpreendentemente, a afinidade de ligação do fago com representação dupla situa-se entre as afinidades de ligação de cada ligando com representação individual.

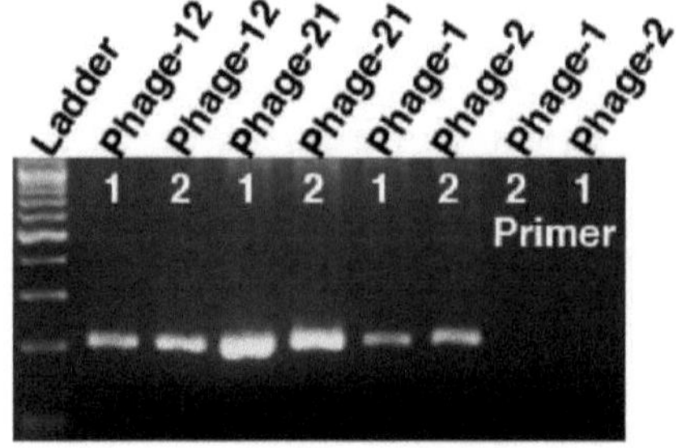

Figura 5-1. A eletroforese em gel de agarose (1%) confirma a presença de ambos os fagóides das amostras de fagos de dupla exposição. O fago-1 amplificado com o **iniciador-2** e o fago-2 amplificado com o iniciador-1 servem de controlos negativos para excluir qualquer recozimento não específico dos iniciadores.

A ligação intermédia observada para o fago com dupla apresentação sugere que o número de péptidos apresentados por partícula de fago permanece estreitamente constante. Assim, a ligação aparente não resultou da simples adição das afinidades de ligação dos fagos-1 e **-2**, o que resultaria numa afinidade de ligação aparente muito mais elevada para o fago com dupla apresentação. Além disso, as respostas sobrepostas para os **fagos-12** e **-21** demonstram que a vantagem de crescimento inerente do fagóide-1 não elimina o fagóide-2 durante a propagação do fago com dupla apresentação. Assim, os dois modos distintos de propagação do **fago-12** ou **-21** resultam nos mesmos níveis de exposição. A comparação deste resultado com a ligação pela mistura de fago-1 e fago-2 (Figura 5-2) sugere que os fagos com dupla exposição apresentam uma mistura de péptidos nas suas superfícies. Esta experiência exclui a possibilidade de o **fago-12** ou **-21** ser constituído por uma mistura de fagos com exposição individual resultante de cada condição de propagação; seria de esperar que essa mistura apresentasse níveis diferentes de fagos e afinidades aparentes alteradas devido aos dois modos de propagação com dois fagos que experimentam condições de crescimento desiguais.

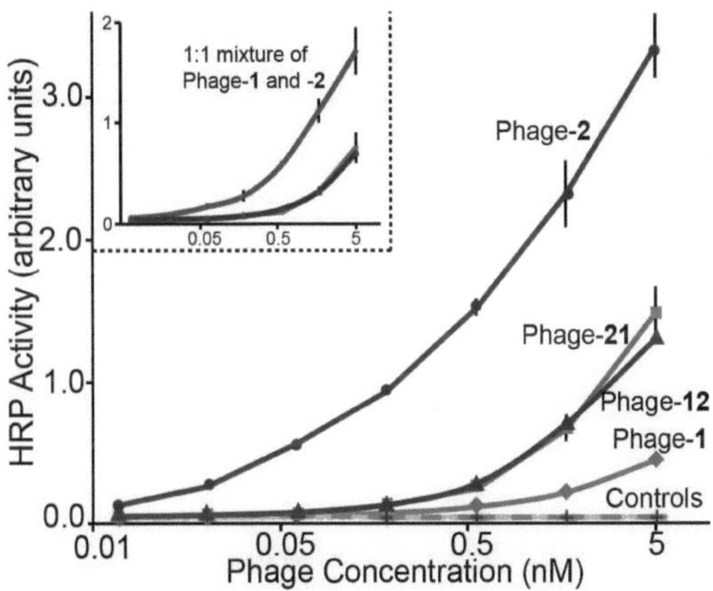

Figura 5-2. ELISAs baseados em fagos que demonstram a afinidade de ligação de fagos de dupla exposição gerados com sequências de ligandos semelhantes que visam o PSMA. A inserção compara uma mistura 1:1 de fago-1 e - **2** com **fago-12** e **-21**. Os ligandos exibidos pelos fagos que têm como alvo a BSA e o Stop-4, o fago auxiliar que embala o ADN do fagóide que tem como alvo a PSMA, servem de controlo negativo. Ao longo deste relatório, as barras de erro indicam o erro padrão (n=3).

5.6 Afinidades de ligação de fagos de dupla apresentação com sequências diferentes

Para investigar melhor a generalidade do método, foram preparados fagos de dupla exibição com dois ligandos de ligação PSMA com sequências diferentes, ligandos **1** e **3** - CALCEFLG;[11] ligandos **1** e **2**

197

diferem apenas em dois resíduos, mas os ligandos **1** e **3** diferem em todas as posições. Como demonstrado acima, afinidades de ligação semelhantes de fagos com dupla exibição resultam de uma ordem diferente de propagação e, portanto, apenas o fago **23** foi produzido. O protocolo de propagação e os controlos negativos utilizados para esta experiência foram os descritos acima. A afinidade de ligação do **fago-23** situa-se entre as afinidades de ligação dos fagos-2 e **-3**, como esperado, Figura 5-3. Esta experiência demonstra que a geração de fagos com dupla exibição é independente da homologia da sequência dos ligandos.

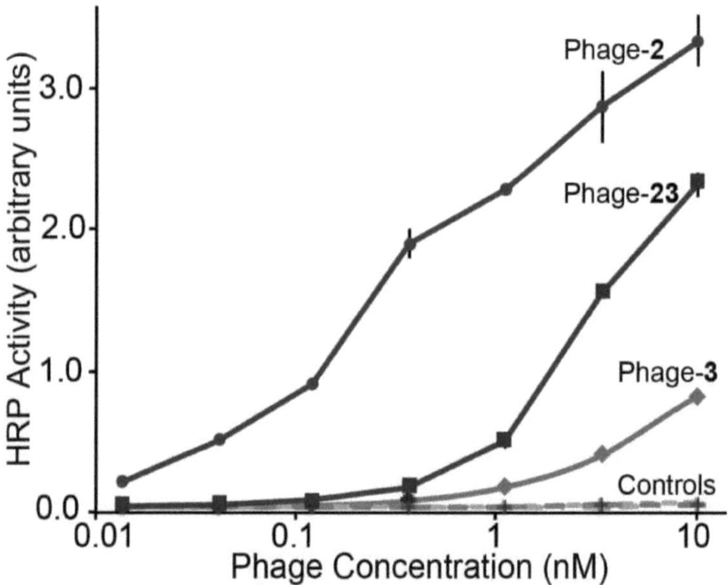

Figura 5-3. ELISAs baseados em fagos que demonstram a afinidade de ligação de fagos com dupla exposição gerados com sequências de ligandos diferentes que têm como alvo a PSMA. Os ligandos exibidos por fagos que visam a BSA e o fago Stop-4 que visa a PSMA servem de controlo negativo.

5.7 Fago de dupla exposição com ligandos para diferentes alvos

Para demonstrar ainda mais a dupla apresentação de dois péptidos diferentes na superfície do fago, foi concebido um ELISA em sanduíche para a deteção simultânea de dois ligandos apresentados na superfície do fago. Nesta experiência, foram preparados fagos com dupla exposição com o ligando **2** de ligação PSMA e o ligando **4** de ligação BSA - SSQDVCELGRWLSEECELYM. A afinidade de ligação do **fago-24** para BSA e PSMA confirma a presença de ambos os ligandos no fago, Figura 5-4. O protocolo ELISA foi modificado do seguinte modo. Resumidamente, os poços específicos foram revestidos com uma solução de BSA 5,6 nM, seguida de bloqueio com SuperBlock (Thermo scientific). Os poços foram então incubados com ligandos exibidos por fagos, seguidos de incubação com PSMA (16,8 nM). Os níveis de PSMA ligado foram quantificados utilizando anticorpo anti-PSMA (YPSMA-I) (Abcam) numa diluição de 1:1000, seguido de anticorpo anti-rato conjugado com peroxidase de rábano (Sigma) numa diluição de 1:1000. Os controlos negativos incluíram ligandos exibidos por fagos e o fago Stop-4 em substituição do **fago-24** na configuração ELISA em sanduíche. O empacotamento de ambos os fagóides para os **fagos-23** e **-24** foi verificado por PCR, conforme descrito acima.

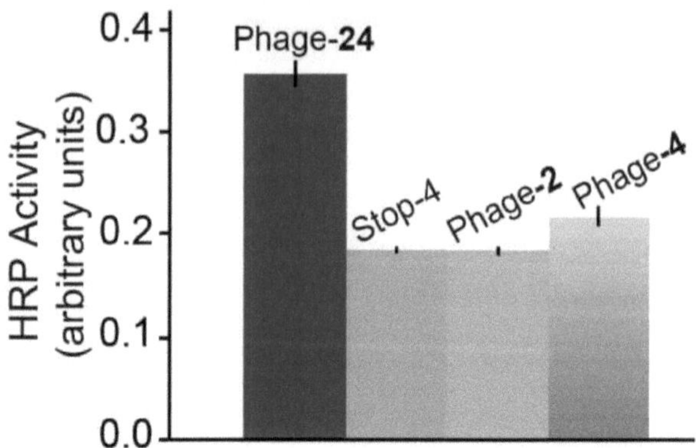

Figura 5-4. ELIS baseado em fagos que demonstra a ligação simultânea a BSA e PSMA. O fago Stop-4 e os ligandos de fago exibidos individualmente, que substituem o **fago-24** na configuração ELISA em sanduíche, servem de controlos negativos.

CONCLUSÕES

Conforme relatado aqui, a técnica de super-infeção fornece um método para gerar consistentemente células *E. coli* com dois fagóides diferentes. A abordagem permite a apresentação de dois ligandos geneticamente codificados fundidos com P8. Essas partículas de fago com dupla exibição podem ser potencialmente usadas para visar diferentes marcadores e, portanto, ser extremamente úteis para biossensores.

REFERÊNCIAS

(1) Kehoe, J. W.; Kay, B. K. Filamentous Phage Display in the New Millennium. *Chem. Rev.* **2005**, *105*, 4056-4072.

(2) Levin, A. M.; Weiss, G. A. Optimizing the Affinity and Specificity of Proteins with Molecular Display. *Mol. Biosyst.* **2006**, *2*, 49-57.

(3) Lamboy, J. A.; Tam, P. Y.; Lee, L. S.; Jackson, P. J.; Avrantinis, S. K.; Lee, H. J.; Corn, R. M.; Weiss, G. A. Chemical and Genetic Wrappers for Improved Phage and RNA Display. *ChemBioChem* **2008**, *9*, 2846-

2852.

(4) Lamboy, J. A.; Arter, J. A.; Knopp, K. A.; Der, D.; Overstreet, C. M.; Palermo, E. F.; Urakami, H.; Yu, T.-B.; Tezgel, O.; Tew, G. N.; *et al.* Phage Wrapping with Cationic Polymers Elimina a ligação inespecífica entre o fago M13 e as proteínas-alvo de alto pI. *J. Am. Chem. Soc.* **2009**, *131*, 16454-16460.

(5) Smith, G. P. Filamentous Fusion Phage: Novos Vectores de Expressão que Apresentam Antigénios Clonados na Superfície do Virião. *Science* **1985**, *228*, 1315-1317.

(6) Sidhu, S. S. Engineering M13 for Phage Display. *Biomol. Eng.* **2001**, *18*, 57-63.

(7) Sidhu, S. S.; Weiss, G. A. *Phage Display: A Practical Approach* ; Lowman, H. B.; Clackson, T., Eds.; Oxford University Press: Nova Iorque, 2004.

(8) Smith, G. P.; Scott, J. K. Libraries of Peptides and Proteins Displayed on Filamentous Phage. *Methods Enzym.* **1993**, *217*, 228-257.

(9) Goldsmith, M.; Kiss, C.; Bradbury, A. R. M.; Tawfik, D. S. Evitar e controlar artefactos de dupla transformação. *Proteína Eng. Des. Sel.* **2007**, *20*, 315-318.

(10) Sblattero, D.; Bradbury, A. Exploiting Recombination in Single Bacteria to Make Large Phage Antibody Libraries [Explorando a Recombinação em Bactérias Únicas para Criar Grandes Bibliotecas de Anticorpos de Fagos]. *Nat. Biotechnol.* **2000**, *18*, 75-80.

(11) Arter, J. A.; Diaz, J. E.; Donavan, K. C.; Yuan, T.; Penner, R. M.; Weiss, G. A. Virus-Polymer Hybrid Nanowires Tailored to Detect Prostate-Specific Membrane Antigen. *Anal. Chem.* **2012**, *84*, 2776-2783.

(12) Mohan, K.; Donavan, K. C.; Arter, J. A.; Penner, R. M.; Weiss, G. A. Sub-Nanomolar Detection of Prostate-Specific Membrane Antigen in

Synthetic Urine by Synergistic, Dual-Ligand Phage. *J. Am. Chem. Soc.* **2013**, *135*, 7761-7767.

CAPÍTULO 6

Biblioteca de fagos com ligação alargada e PEGylated para selecções contra superfícies Cell

INTRODUÇÃO

A ligação específica a células doentes, como as células cancerosas, é crucial tanto para fins de diagnóstico como terapêuticos. Por exemplo, a deteção eficiente e específica de células metastáticas poderia melhorar o prognóstico para os >90% de mortes resultantes de causas metastáticas.[1] Além disso, observam-se efeitos secundários dos fármacos devido à administração não específica em locais não visados. Além disso, a administração não específica conduz a uma redução da dose efectiva no local-alvo, exigindo assim um aumento da dosagem do fármaco, com um aumento concomitante dos efeitos no local. Além disso, a libertação de fármacos hidrofóbicos, como a doxorrubicina e o paclitaxel, é afetada por uma libertação inespecífica acrescida devido à adesão às membranas lipídicas hidrofóbicas das células.[2-4] Assim, concebemos o fago para fornecer uma plataforma específica de captura ou entrega com sensibilidade e seletividade melhoradas com base não apenas numa proteína alvo, mas em toda a superfície celular.

A exposição de fagos é uma técnica bem estabelecida para a exposição molecular e a seleção de afinidades.[5,6] Os bacteriófagos M13 ou "fagos" são vírus filamentosos em forma de bastonete que infectam as células bacterianas. As dimensões do virião são de cerca de 1 µm por 6 nm, e contém um genoma de ADN circular de cadeia simples ou um plasmídeo "fagóide". A maior parte do capsídeo do vírus é composta por uma única proteína de revestimento P8, que constitui o comprimento do capsídeo. Cinco cópias de cada uma das proteínas P3 e P6 encontram-se numa extremidade, enquanto as proteínas P7 e P9 se encontram na outra extremidade. Além disso, as proteínas P8 estão orientadas de modo a que o *terminal C* interaja com o ADN empacotado, enquanto o terminal *N* está exposto ao ambiente. Assim, o gene de interesse é fundido com o *terminal N* do gene P8, o que leva à apresentação do péptido ou da proteína de interesse como uma fusão com a proteína de revestimento. [7-9] Um sistema de apresentação de fagoides permite uma cobertura inferior a 10% da proteína apresentada na superfície do vírus, para evitar danos na estrutura do capsídeo.[10] Para além disso, a superfície do fago apresenta uma carga negativa elevada devido à presença de três resíduos de Asp e Glu com carboxilato na região *N-terminal* da P8.[11]

A deteção sensível e específica de biopolímeros e pequenas moléculas pode ser conseguida através da utilização da superfície do fago. Para maximizar a densidade de ligandos presentes na superfície, estabelecemos previamente o conceito de "envolvimento do fago". Um péptido de oligolisina (Lys$_{14}$) envolve a superfície do fago devido a interacções electrostáticas. Além disso, o péptido de oligolisina foi funcionalizado com um grupo alquino ou tiol para conjugação com PEG funcionalizado com azida ou ligandos peptídicos, ou ligandos PEGilados funcionalizados com maleimida, respetivamente. A abordagem permitiu a deteção sensível do antigénio de membrana específico da próstata (PSMA),[12-14] um biomarcador do cancro da próstata, com um limite de deteção de 100 pM. Foram utilizados dois ligandos peptídicos de ligação ao PSMA: ligando-1 (CALCEFLG) e **ligando-2** (SECVEVFQNSCDW). Além disso, o peptídeo-2 apresentado em fagos demonstra uma afinidade >100 vezes maior para o PSMA do que o **peptídeo-1**.[15,16] Num estudo subsequente, o conceito de invólucro, juntamente com os ligandos de ligação ao PSMA, foi utilizado para capturar especificamente a linha de células LNCaP de cancro da próstata que expressa o PSMA.[17] A PSMA está presente nas células LNCaP como uma proteína integral de membrana.[18-20]

A superfície de uma célula apresenta uma multiplicidade de receptores na sua superfície. A presença destes receptores, em conjunto com a membrana lipídica hidrofóbica, torna a superfície propensa a uma adesão não específica. Como já foi referido, a superfície dos fagos apresenta uma elevada adesão não específica às células. Para eliminar esta inespecificidade, utilizámos anteriormente invólucros conjugados com polietilenoglicol (PEG) no fago, o que reduziu essa adesão em ≈80%. O PEG é normalmente utilizado numa miríade de aplicações biomédicas para reduzir a adesão não específica, entre outros benefícios.[21] Além disso, os ligandos PEGilados mais longos, com ≈100 unidades de PEG, envolvidos em fagos permitiram a captura selectiva de células alvo.[17] Neste caso, previmos a substituição do ligante PEG não codificado geneticamente por um ligante Gly-Ser codificado geneticamente para melhorar as propriedades de todo o sistema, retendo o ligante apresentado. Além disso, a utilização de um ligante geneticamente codificado permitiria a geração de uma biblioteca de péptidos em fagos para selecções contra superfícies celulares. A adesão não específica será reduzida com a utilização de invólucros PEGylated.

RESULTADOS E DISCUSSÃO

6.1 Conceção de ligantes geneticamente codificados

Os ligantes actuam como um conetor entre dois domínios proteicos diferentes, que podem ser funcionalmente independentes ou cooperativos. Os ligantes contribuem para a afinidade de ligação e outras propriedades, criando uma ligação covalente entre os dois domínios. As variáveis-chave para a conceção dos ligantes são o comprimento e a composição. Os aminoácidos mais utilizados na conceção de ligantes na natureza são Gly, Ser, Thr e Ala.[22] A ausência de um carbono β permite que a Gly adopte conformações que não podem ser alcançadas por outros aminoácidos.[23] Esta propriedade confere à Gly flexibilidade, o que é especialmente relevante para a conceção de ligantes e para a formação de loops que interligam domínios independentes.[24,25] Embora os ligantes poli-Gly proporcionem os níveis máximos de flexibilidade, afectam a estabilidade, a solubilidade ou o estado oligomérico da proteína fundida.[26] Assim, os ligantes ricos em Gly são preferidos aos ligantes poli-Gly, e são obtidos através da inserção de resíduos de Ser. O Ser é preferível ao Ala devido à natureza hidrofílica do aminoácido. O Ser melhora predominantemente os ligantes ao abrandar a taxa de desdobramento da proteína ligada, proporcionando assim maior estabilidade ao conjugado.[27] Para uma estabilidade e flexibilidade óptimas, uma composição >60% de Gly é considerada favorável.[26]

A otimização do codão do ligante Gly-Ser é essencial para aumentar a expressão. A Gly é codificada por GGN, em que N indica a base A, T, G ou C no código IUB, ao passo que a Ser é codificada por codões como AGC, TCA ou TCC. Uma composição >60% de Gly poderia levar a longas repetições de G. Assim, é necessária uma conceção cuidadosa do ligante para a inserção no fagóide através da abordagem baseada na mutagénese Kunkel.[28] Além disso, sabe-se que os pares de códons que estão sobre-representados traduzem mais lentamente do que os sub-representados. Os pares sobre-representados actuam como locais de pausa ribossómica, conduzindo assim a uma incorporação mais lenta. Além disso, esses pares podem fazer uma pausa na tradução para ajudar na dobragem correcta da proteína nascente. Por exemplo, o códon is GGA GGC é extremamente lento, enquanto is GGT GGC é um par de incorporação mais rápida.[29,30] Além disso, a literatura apresenta uma gama completa de padrões de ligação Gly-Ser, com padrões específicos como (GGGGS)n ou (GGS)n , até ligações completamente aleatórias sem qualquer padrão óbvio.[26] Além disso, sabe-se que as posições específicas de Gly e Ser no ligante não são importantes, embora a composição global seja relevante.[27] Assim, foi utilizada uma mistura aleatória de resíduos de

Gly e Ser, com uma composição de >60% de Gly, para conceber os ligantes discutidos neste capítulo. Os códons Gly foram misturados e intercalados com códons Ser, para evitar longos trechos de G. Os ligantes também incorporaram uma mistura de pares de códons de incorporação lenta e rápida.

6.2 Geração de Phagemid-2 com diferentes comprimentos de ligação

O péptido-2 apresentado por fagos foi geneticamente modificado para inserir ligantes de diferentes comprimentos. Os ligantes Gly-Ser foram inseridos entre o péptido apresentado e o P8 através da extensão da mutagénese kunkel. Resumidamente, o ligante Gly-Ser foi concebido como um iniciador com regiões de flanco que se sobrepõem ao péptido apresentado e ao terminal N da proteína de revestimento P8. Em seguida, foi preparado ADN de fagemídeo contendo uracilo, tendo o iniciador sido recozido, alargado e ligado para obter um genoma sem uracilo com o ligante inserido. O ADN híbrido foi então transformado em células de *E. coli* portadoras de dUTPase e uracil deglicosidase, que podem degradar o ADN parental que contém uracilo. O resultado é o ADN fagoide que contém o ligante inserido. Apesar das precauções necessárias tomadas durante a conceção dos primers de ligação Gly-Ser, não foi possível obter a incorporação total dos ligantes desejados. Por exemplo, a mutagénese para inserir um ligante Gly-Ser de 30 mers levou à incorporação de apenas 20 resíduos Gly-Ser, provavelmente devido ao recozimento não específico dos primers. Finalmente, foram gerados três andaimes diferentes com ligantes Gly-Ser de 15, 35 e 51 mer, designados "phage-$GS_{15/35/51}$ -2", em que o subscrito indica o comprimento do ligante.

As sequências dos ligantes obtidos são as seguintes

General format: SECVEVFQNSCDW-(Gly-Ser)$_n$- AEGD

Phage-GS$_{15}$-**2**:

GGGSGSSSGGGSGGG

Phage-GS$_{35}$-**2**:

GGGSGSSSGGGGSSGGGSGGGSGGSGGSSSGSGGG

Phage-GS$_{51}$-**2**:

GGGSGSSSGGGGSSGGGSGGGSGGSGGGSGGSGGGGSGSS
SGGGSGGSSGGG

SECVEVFQNSCDW é a sequência do ligando **2 do** РСМД, AEGD é o início da sequência da proteína de revestimento do P8 e (Gly-Ser)$_n$ indica uma combinação de Gly e Ser como ligante.

6.3 Afinidades de ligação ao PSMA de fagos com ligações Gly-Ser alargadas

As afinidades relativas de ligação dos ligantes exibidos por fagos com os ligantes Gly-Ser estendidos (phage-GSi5/35/**5i-2**) visando PSMAforam primeiro comparados por ELISA, Figura 6-1. Neste ensaio, a proteína PSMA foi imobilizada em placas de microtitulação, seguida pela adição de fago-GS$_{15/35/51}$ **-2**. Os níveis de fago ligado foram quantificados utilizando o anticorpo anti-M13 conjugado com HRP, que gera um produto colorido após a adição de substrato. A mudança de cor pode ser medida espectrofotometricamente. O ELISA ilustra que o péptido-2, com qualquer um dos três comprimentos de ligação, continua a ser eficaz na ativação do PSMA, com afinidades elevadas mas diferentes. Observa-se uma diminuição muito ligeira da afinidade de ligação do fago-GS$_{35}$ **-2**, em comparação com o fago-GS$_{15}$ **-2**. Por outro lado, observa-se uma redução de quase 35% na afinidade do phage-GS$_{51}$ **-2** em comparação com o phage-GS$_{15}$ **-2**. A diminuição da afinidade pode ser atribuída ao menor número de cópias dos ligandos exibidos pela fago com o aumento do comprimento do ligante, o que faz com que o tamanho combinado da porção exibida aumente. Assim, o comprimento do ligante Gly-Ser de 51 mers poderá levar a um menor número de péptidos representados na superfície do fago em comparação com o ligante de 15 mers. O maior tamanho da proteína exposta pode interferir com a formação do capsídeo. Por conseguinte, a diminuição da afinidade para o fago-GS$_{51}$ **-2** pode ser uma consequência do aumento do tamanho do péptido apresentado. O fago que tem como alvo a albumina de soro bovino (BSA) e o fago Stop-4 (fago de controlo sem ligandos na superfície) que tem como alvo a PSMA constituíram os controlos negativos do ensaio.

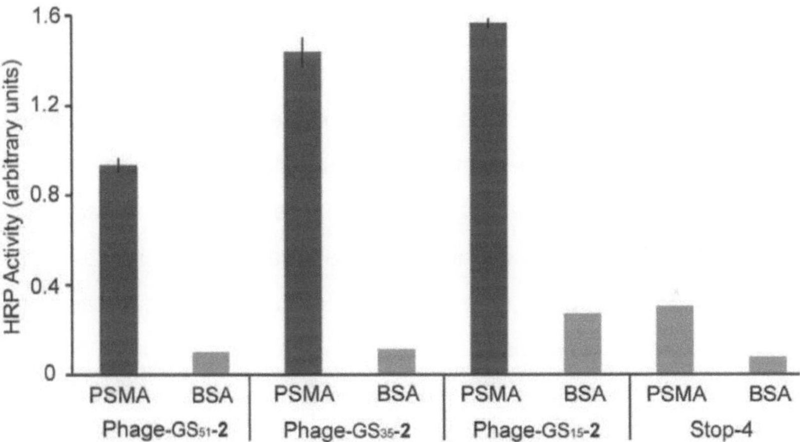

Figura 6-1. ELISA com base em fagos comparando as afinidades de ligação relativas do péptido-2 representado por fagos com um ligante Gly-Ser de 15, 35 ou 51 mers que visa o PSMA. Uma maior atividade da HRP indica uma ligação mais forte entre os ligandos e o alvo. O fago-2 **que tem como alvo a** BSA e o fago Stop-4 (fago de controlo sem ligandos apresentados) que tem como alvo a BSA e a PSMA fornecem controlos negativos (barras douradas) para o ensaio. As barras de erro representam o erro padrão, n = 3. Todos os pontos de dados experimentais, com exceção dos controlos negativos (n = 1), incluem essas barras de erro.

6.4 Invólucros peguilados em fagos com ligantes Gly- Ser alargados

O envolvimento dos ligandos de fagos com ligantes alargados com PEG seria necessário para os ensaios de seleção de células. Assim, é necessário avaliar a afinidade dos ligandos exibidos por fagos após o envolvimento com PEG. Tal como descrito anteriormente, foi utilizado PEG funcionalizado com azida com 7, 22 ou 45 unidades de etilenoglicol (pesos moleculares médios de 300, 1K ou 2K, respetivamente). Foram previamente comparados três comprimentos diferentes de PEG, uma vez que as diferenças nas unidades de PEG conduzem a diferentes conformações do polímero. Os PEG de menor comprimento, como o PEG 7, adoptam presumivelmente uma conformação em cogumelo, enquanto os PEG 22 ou 45 adoptam a conformação em escova, com a altura da escova a aumentar com o aumento do número de unidades PEG. A conformação em escova é mais eficaz na redução da adesão não específica devido à esfera de hidratação alargada que conduz a uma menor adsorção secundária, que é definida como a adesão que ocorre na superfície exterior da camada de PEG. Além disso, como descrito anteriormente, os invólucros foram aplicados a uma fração molar de 0,15 para minimizar a adesão secundária não específica.[17]

Normalmente, as afinidades de ligação das proteínas conjugadas com PEG não são afectadas.[31,32] No entanto, as afinidades dos ligandos exibidos por fagos podem ser afectadas se a camada de PEG encapsular total ou parcialmente os ligandos exibidos. Um ELISA comparou as afinidades de ligação do phage-GS$_{15}$ $_{/35}$ $_{/51}$ **-2** envolvido com PEG 45, Figura 6-2. Os invólucros foram aplicados a uma concentração estimada de 500/fago, como relatado anteriormente.[17] Todos os peptídeos exibidos por fagos de ligação estendida envolvidos com PEG se ligaram ao PSMA, embora com afinidades diminuídas em comparação com o fago não envolvido. Observa-se uma diminuição de 30% na afinidade para o fago envolvido-GS$_{15}$ **-2**, em comparação com o fago não envolvido, enquanto se observa uma diminuição de 45% para o fago-GS$_{35}$ **-2**. Em teoria, deveria ter sido observada uma diminuição muito maior da afinidade para o ligante Gly-Ser de 15 mers em comparação com o ligante de 35 mers, uma vez que o ligante mais curto poderia levar a que os péptidos apresentados fossem mais susceptíveis de serem encapsulados por PEG. A inversão da tendência pode ser atribuída ao elevado número de cópias do peptídeo com ligação mais curta, o que proporciona uma saturação na resposta do ensaio. Como esperado, o ligante longo de 51 mers permite que os ligandos peptídicos fiquem mais livres espacialmente e não sejam sobrecarregados pela camada de PEG, proporcionando assim a menor queda na afinidade, e será utilizado como suporte para o resto das experiências.

Para confirmar ainda mais a hipótese de que a diminuição da afinidade de ligação de ligantes exibidos por fagos embrulhados resultou do encapsulamento ou impedimento de PEG, foram testados diferentes comprimentos de PEG. Um ELISA comparou as afinidades de ligação do phage-GS$_{15}$ $_{/35}$ $_{/51}$ **-2** envolvido com PEG 7/22/45, Figura 6-3. Como esperado, a diminuição da afinidade aumenta com comprimentos maiores do polímero PEG. A tendência é consistente em diferentes comprimentos de ligantes Gly-Ser, confirmando assim a hipótese inicial. Mas, como a queda na afinidade não é tão significativa entre o PEG 7 e o PEG 45, o PEG 45 será utilizado com o phage-GS$_{51}$ **-2** em experiências futuras para reduzir a adesão não específica, uma vez que este comprimento de PEG demonstrou anteriormente ser o mais eficaz.[17]

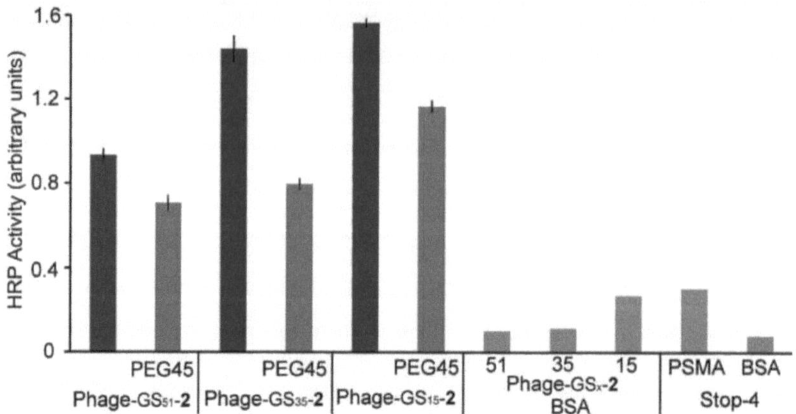

Figura 6-2. ELISA baseado em fagos que ilustra o efeito do invólucro PEG 45 no fago-GSl5 /35 /5 l-2 (barras cinzentas escuras) que visa o PSMA. Os controlos negativos foram como descrito acima. Os invólucros foram aplicados a uma concentração estimada de 500/fago.

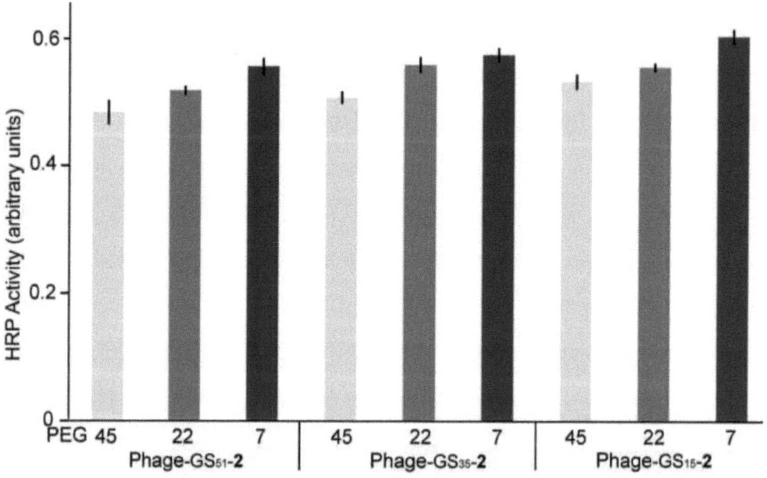

Figura 6-3. ELISA baseado em fagos comparando os efeitos de diferentes comprimentos de invólucros PEGylated no fago de ligação estendida Gly-Ser que visa o PSMA. Observa-se uma tendência semelhante para os três ligantes Gly-Ser; uma diminuição da afinidade de ligação ao PSMA resulta do aumento do comprimento do invólucro

PEGilado.

6.5 Geração de bibliotecas com o ligante Gly-Ser de 51 mers

Para obter péptidos direccionados para as células, foi construída uma biblioteca de fagos. Como estudo de prova de conceito, o phage-GS$_5$ I-2 foi utilizado como modelo para esta biblioteca. A sequência do péptido-2, SECVEVFQNSCDW, pode ser representada como X CX CX$_{272}$, em que X pode ser qualquer aminoácido. Assim, o X CX CX$_{272}$ foi utilizado como um dos scaffolds para a geração de bibliotecas com algumas modificações. Os dois resíduos de Cys foram mantidos para proporcionar rigidez conformacional.

Além disso, no fagóide, a extremidade *C-terminal* do ligando é seguida pelo ligante Gly-Ser. A elevada composição de Gly implica múltiplas bases G, o que poderia levar a um recozimento não específico durante a mutagénese, que é utilizada para a geração de bibliotecas, como se explica a seguir. Assim, os dois últimos resíduos *C-terminais* Asp e Trp foram retidos para o recozimento específico, fornecendo X CX$_{27}$ CDW como estrutura da biblioteca. Um aumento da região variável X7 da biblioteca aumentaria ainda mais a diversidade da biblioteca, ao mesmo tempo que proporcionaria uma construção mais longa capaz de diferentes modos de ligação. Por conseguinte, foi também concebida uma estrutura de biblioteca X$_2$ CXhCDW.

As bibliotecas foram construídas utilizando um protocolo de mutagénese dirigida por oligonucleótidos.[9,28] Tal como descrito acima, foi gerado ADN do phage-GS$_5$ I-2 contendo uracilo. Em seguida, os oligonucleótidos foram recozidos, estendidos e ligados ao ADN modelo contendo uracilo. A transformação em células *E. coli permitiu obter* as bibliotecas de fagos pretendidas. Ambas as bibliotecas foram geradas separadamente e depois misturadas em quantidades equimolares. A diversidade teórica de x2cx7cdw seria de 5,1 × 10^{11} , e a biblioteca x2cx11cdw inclui 8,2 × 10^{16} péptidos diferentes para uma representação completa. A diversidade experimental da biblioteca combinada foi calculada em 1,8 × 10^{7} , ao passo que a propagação e amplificação do fago forneceram 9 × 10^{14} , indicando a presença de cópias múltiplas de cada clone individual obtido acima.

6.6 Seleção de alvos celulares

As bibliotecas sintetizadas foram depois utilizadas para atingir as células LNCaP e extrair ligandos de elevada afinidade através de selecções baseadas em células. Para aumentar a especificidade das selecções, foi primeiro realizada uma ronda de seleção negativa com células PC3 de cancro da próstata. Isto poderia aumentar a especificidade dos ligandos obtidos para as células LNCaP. Os ensaios de seleção foram modificados a partir de ELISAs anteriores baseados em células.[17] Resumidamente, as células foram cultivadas em placas de 24 poços, até ≈80-90% de confluência, e fixadas com glutaraldeído. A biblioteca de fagos a uma concentração de 15 nM foi primeiro envolvida com PEG 45 e depois incubada com células PC3. De seguida, a biblioteca esgotada foi transferida para células LNCaP. Após incubação e lavagem dos não ligantes, os fagos ligados foram eluídos com ácido clorídrico e propagados em células *E. coli*. Infelizmente, esta tentativa inicial não produziu o resultado desejado. Os títulos de fago obtidos indicavam quantidades negligenciáveis de fago eluído, o que se suspeitava durante a etapa de eluição com ácido clorídrico, uma vez que a camada imobilizada parecia altamente estável ao microscópio. O glutaraldeído utilizado para a reticulação poderia ter ligado os fagos às células, tornando-os assim incapazes de serem eluídos.

CONCLUSÕES E ORIENTAÇÕES FUTURAS

As selecções para superfícies de células inteiras oferecem uma abordagem vantajosa para o direcionamento específico de células, para fins de captura e entrega. Foi concebida uma nova biblioteca de péptidos exibidos por fagos com um ligante Gly-Ser alargado e geneticamente codificado. Um ligante Gly-Ser de 51 mers incorporado na biblioteca permitiu o envolvimento do fago com PEG 45 sem prejudicar os ligandos exibidos. O envolvimento do fago com PEG 45 impede a adesão não específica às superfícies celulares. As estruturas da biblioteca concebidas foram X CX_{27} CDW e X_2 CXnCDW.

Este capítulo fornece o arcabouço fágico, as bibliotecas de ligantes estendidos PEGilados para realizar selecções baseadas em células. A abordagem de seleção de células apresentada neste capítulo requer otimização. Por exemplo, o passo de fixação poderia ser evitado ou efectuado com metanol. Em alternativa, poderiam ser experimentadas placas de microtitulação em substituição das placas de 24 poços. Além disso, uma ronda inicial de seleção negativa poderia ser evitada para impedir o esgotamento excessivo da biblioteca. Além disso, a etapa de eluição do fago com ácido clorídrico requer uma análise aprofundada. Além disso, poderiam ser concebidas bibliotecas adicionais. Por exemplo, o resíduo Ala, que aumenta a estabilidade do ligante ao acelerar a dobragem,[27] poderia ser incorporado. Esperamos que uma otimização e um planeamento cuidadosos proporcionem uma abordagem adequada para a realização de selecções baseadas em células.

MATERIAIS E MÉTODOS

Todos os produtos químicos e reagentes foram adquiridos à Sigma-Aldrich e utilizados tal como recebidos, exceto quando indicado em contrário. O PSMA e as linhas celulares LNCaP e PC3 foram ofertas generosas dos Drs. William Ernst e Gary Fuji (Molecular Express). A N,N-Diisopropiletilamina (DIPEA) e o PEG7, 22 e 45 funcionalizado com azida foram adquiridos à Sigma, e o ácido 4-Azidobutanóico foi adquirido à

Synthonix. O ácido 4-pentinóico (GFS Chemicals, Inc.), o hexafluorofosfato de 0-benzotriazole-N,N,N',N'-tetrametilurónio, HBTU (GL Biochem Ltd.), o tampão de acetato de trietilamónio (Fluka Biochemika) e o Tween-20 (EMD Science) foram utilizados como recebidos. Os oligonucleótidos da biblioteca de ADN foram adquiridos à Integrated DNATechnologies, Inc. Para a preparação das soluções, foi utilizada água de qualidade HPLC.

Propagação do bacteriófago M13

A propagação e o isolamento dos fagos foram efectuados conforme descrito anteriormente.[15-17] Resumidamente, o ADN do fago que codifica o péptido desejado foi transformado em células *E. coliXL-1* Blue competentes em $CaCl_2$. As células foram cultivadas num meio de cultura 2YT de 2 mL suplementado com antibióticos carbenicilina e tetraciclina, a 37° C. Em seguida, a cultura em fase de crescimento logarítmico foi infetada com o fago auxiliar K07 com uma multiplicidade de infeção de 4,6. Esta cultura inicial foi então transferida para uma cultura de meio 2YT de 75 mL suplementada com carbenicilina e canamicina. A cultura de fagos foi incubada durante 19 h a 37 OC com agitação. Os fagos foram isolados utilizando a precipitação PEG-NaCl (2,5 M NaCl, 20% PEG-8000). O passo de precipitação do fago foi repetido para obter uma solução de fago de maior pureza. Após a segunda precipitação, os fagos foram ressuspendidos em solução salina tamponada com fosfato (PBS, 135 mM NaCl, 2,50 mM KCl, 8,00 mM $Na_{2\,HPO4}$, 30,0 mM $KH_2\,PO_4$, pH 7,2). A concentração do fago foi determinada por absorvância UV a 268 nm (OD_{268} de 1,0 = 8,31 nM de fago).

Para a propagação do fago contendo uracil, o fagoide foi transformado em células de *E. coli* CJ236. A cultura overnight de 75 mL foi suplementada com 0,5 µg/mL de uracil, além dos antibióticos.

Subsequentemente, o ADN do fagóide contendo uracilo foi isolado utilizando o kit de centrifugação Qiagen QIAprep M13.

Síntese de péptidos em fase sólida

O péptido de oligolisina foi sintetizado por síntese convencional de péptidos em fase sólida com aminoácidos protegidos com Fmoc em resina de amida Rink- (Novabiochem), como descrito anteriormente.[15,33,34] A etapa final de acoplamento com ácido 4-pentinoico proporcionou uma funcionalidade alquina no *terminal N*. O péptido foi purificado por HPLC de fase inversa e caracterizado por espetrometria de massa MALDI-TOF. O *m/z* calculado para o péptido K_{14} funcionalizado com alquino $[M+Na]^+$ 1914,37, encontrado 1914,18.

Conceção de oligonucleótidos para a geração de ligantes Gly-Ser

To generate phage-GS$_{35}$-**2**:

5' - <u>GGA TCC GGA GGA GGC</u> GGT GGG AGC GGT GGC GGA
GGC TCA AGC GGA GGG GGT TCC GGA GGT GGC AGC GGG
GGC AGC GGG GGA TCC AGC TCA GGG AGC GGG GGA GGT
<u>GCC GAG GGT GAC GAT</u> - 3'

To generate phage-GS$_{51}$-**2**:

5'-<u>GGG AGC GGG GGA GGT</u> TCA GGA TCC GGA AGC GGC
GGC TCC GGT GGG AGC GGT_GGA GGC TCA GGT TCC TCA

AGC GGA GGT GGG TCC GGC GGA AGC TCA GGT GGA GGG
<u>GCC GAG GGT GAC GAT C</u> - 3'

To generate X$_2$CX$_7$CDW library scaffold:

5' - <u>G TTT AGC GCC AGC GCG</u> NNS NNS TGC NNS NNS NNS
NNS NNS NNS NNS <u>TGC GAC TGG GGT GGC</u> - 3'

To generate $X_2CX_{11}CDW$ library scaffold:

5' - <u>G TTT AGC GCC AGC GCG</u> NNS NNS TGC NNS NNS NNS
NNS NNS NNS NNS NNS NNS NNS NNS <u>TGC GAC TGG GGT</u>
<u>GGC</u> - 3'

Para gerar o phage-GS_{35} **-2**:

5' - <u>GGA TCC GGA GGA GGC</u> GGT GGG AGC GGT GGC GGA GGC
TCA AGC GGA GGG GGT TCC GGA GGT GGC GGG GGC GGC AGC
GGG GGA TCC AGC TCA GGG AGC GGG GGA GGT <u>GCC GAG GGT</u>
<u>GAC GAT</u> - 3'

Para gerar o phage-GS_{51} **-2**:

5'-GGG <u>AGC GGG GGA GGT</u> TCA GGA TCC GGA AGC GGC GGC TCC
GGT GGG AGC GGT_GGA GGC TCA GGT TCC TCA

AGC GGA GGT GGG TCC GGC GGA AGC TCA GGT GGA GGG

GCC GAG GGT GAC GAT C - 3'

Para gerar o X CX_{27} CDW library scaffold:

5' - <u>G TTT AGC GCC AGC GCG</u> NNS NNS TGC NNS NNS NNS NNS
NNS NNS NNS <u>TGC GAC TGG GGT GGC</u> - 3'

Para gerar um andaime de biblioteca X_2 CXnCDW:

5' - <u>G TTT AGC GCC AGC GCG</u> NNS NNS TGC NNS NNS NNS NNS
NNS NNS NNS NNS NNS NNS NNS NNS <u>TGC GAC TGG GGT</u>
<u>GGC</u> - 3'

O sublinhado denota a região de sobreposição, flanqueando a inserção.

E, N = A/T/G/C, eS = G ou C.

Mutagénese dirigida por oligonucleótidos

Geração de bibliotecas: Os oligonucleótidos para a geração de bibliotecas foram primeiro fosforilados no terminal 5' numa reação de 22 µL, como se segue. Num tubo de paredes finas, foram adicionados 2 µL de tampão 10x TM, 2 µL de ATP 10 mM, 1 µL de DTT 100 mM e 2 µL de polinucleótido quinase T4. Em seguida, o oligonucleótido foi adicionado a uma concentração final de 2 µM. O volume foi completado para 22 µL utilizando água tratada com DEPC, e a reação foi incubada a 37 °C durante 2h.

Em seguida, os oligonucleótidos fosforilados foram recozidos ao modelo de ADN contendo uracilo numa escala de 20 µg. O modelo de ADN foi adicionado à mistura de reação fosforilada, seguido da adição de 25 µL de tampão 10xTM. O volume foi completado para 250 µL utilizando água tratada com DEPC. A mistura de reação foi submetida a um impulso de centrifugação seguido de incubação a 90 °C durante 2 minutos, 50 °C durante 3 minutos e 20 °C durante 5 minutos. A mistura de reação foi então colocada em gelo durante 5 min. Em seguida, foram adicionados 10 µL de 10mMATP, 10 µL de 25 mM dNTPs, 15 µL de 10mM DTT e 3 µL de T7 DNA polimerase, e a mistura de reação foi deixada a incubar à temperatura ambiente durante 1 h. Depois, foi adicionado 1 µL de T4 Ligase e a mistura de reação foi incubada durante a noite à temperatura ambiente. O produto da reação foi analisado por eletroforese em gel. O hetero-ADN híbrido foi então electroporado em células electrocompetentes SS320. Em seguida, as células foram transferidas para uma cultura de meio 2YT, tendo-se procedido à propagação e purificação do fago, tal como descrito acima, para isolar as bibliotecas de péptidos de ligação alargada Gly-Ser exibidas pelo fago.

Para a inserção de ligantes Gly-Ser, seguiu-se uma escala mais pequena do mesmo procedimento. O produto da reação foi analisado por eletroforese em gel, tendo sido extraída a banda que continha o ADN circular e covalentemente fechado. De seguida, o ADN foi transformado em células *E. coli* XL-1 e colocado em placas de ágar. As colónias obtidas foram analisadas por reação em cadeia da polimerase para detetar a inserção do ligante Gly-Ser. A inserção dos ligantes Gly-Ser foi confirmada por sequenciação, Figuras 6-4, 6-5 e 6-6.

Ensaio de imunoabsorção enzimática (ELISA) para a deteção de PSMA

Os ELISAs baseados em fagos foram realizados conforme descrito anteriormente.[15] Resumidamente, poços específicos de uma placa de microtitulação de 96 poços (Nunc Maxisorp) foram revestidos com 11 nM, 100 µL/well de solução PSMA durante 1 h num agitador à temperatura ambiente. Em seguida, os poços foram bloqueados com uma solução de 0,2% w/v de albumina de soro bovino (BSA) em PBS durante 30 min. Os poços da placa ELISA foram então incubados com as amostras de fago (100 µL/poço, 10 nM) por 1 h. Os níveis de fago ligado foram quantificados usando anticorpo anti-M13 conjugado com peroxidase de rábano (100 µL/poço, diluição 1: 5000 em PBS) por 30 min. Em seguida, o substrato HRP *o-fenilenodiamina* dicloridrato foi adicionado em conjunto com peróxido de hidrogénio, um mediador redox. A atividade enzimática foi medida espectrofotometricamente a 450 nm utilizando um leitor de placas de microtítulo (Bio-Tek).

Envolvimento do fago: O fago (10 nM em 100 µL) foi envolvido com 1 µL de K_{14} -alquino (525 µM), como descrito anteriormente.[17] Em seguida, foi realizada a reação de "clique" de cicloadição catalisada por cobre azida-alquino, mas com as seguintes modificações.[15,16,35] Acetato de trietilamónio foi adicionado a uma concentração final de 50 mM, seguido da adição de 1,5 µL de PEG funcionalizado com azida 1 mM. Em seguida, foi adicionado ácido ascórbico a uma concentração final de 1 mM, seguido da adição de sulfato de cobre a uma concentração final de 1,5 mM.

Crescimento celular

As linhas celulares foram cultivadas em monocamadas em meios suplementados com 10% de soro fetal bovino (Cellgro), 1 mM de piruvato de sódio[36] e 1% de penicilina-estreptomicina-glutamina numa atmosfera de 5% de CO_2 e 95% de ar-humidificado a 37° C. As células LNCaP foram cultivadas em meios RPMI 1640. As células PC3 foram cultivadas em meio Ham's F-12.

Selecções baseadas em células

As células LNCaP e PC3 foram cultivadas até ≈80-90% de confluência em placas de 24 poços. As células foram lavadas duas vezes com 500 µL de PBS/well. Em seguida, 400 µL de uma solução de glutaraldeído a 0,05% em PBS foram adicionados aos poços e deixados a incubar à temperatura ambiente durante 15 min. A solução foi removida e os poços foram lavados duas vezes com 700 µL de PBS/poço. Em seguida, os poços foram bloqueados com 400 µL/well de tampão de bloqueio contendo 1% w/v BSA em PBS. A placa foi incubada durante 45 minutos à temperatura ambiente. A solução foi removida e os poços foram lavados duas vezes com 700 µL de PBS/well.

Separadamente, as bibliotecas de fagos foram preparadas antes do envolvimento com PEG. Os fagos (15 nM em 100 µL de PBS) foram envolvidos com K_{14} - alquino (1,5 µL de 525 µM em água), misturando bem e incubando à temperatura ambiente durante 15 min. O fago PEGilado foi então gerado através de uma reação de clique no fago, conforme descrito anteriormente.[15,16,35] Resumidamente, o tampão de acetato de trietilamónio foi adicionado a uma concentração final de 50 mM. Em seguida, foram adicionados 2,25 µL de PEG funcionalizado com azida 1 mM. O ácido ascórbico foi adicionado a uma concentração final de 1 mM e o sulfato de cobre foi adicionado a uma concentração final de 1,5 mM. As soluções foram misturadas suavemente por pipetagem em cada passo e incubadas durante 30 minutos à temperatura ambiente.

Os poços da placa de 24 poços contendo as células PC3 foram primeiro incubados com 400 µL/well de fago embrulhado em PEG por 30 min. Em seguida, a solução de fago foi suavemente aspirada e transferida para os poços contendo células LNCaP, e incubada durante 1 h à temperatura ambiente com agitação a 50 rpm. A solução foi removida, e os poços foram lavados três vezes com 700 µL/well de PBS. Em seguida, foi adicionado 400 µL/well de ácido clorídrico 0,1 M e a placa foi sonicada durante 10 min à temperatura ambiente. A solução foi neutralizada com 1/3rd volume de tampão Tris (hidroximetil) aminometano (pH 8). Uma cultura de células *E. coli* XL-1 de 10 mL foi infetada com a solução de fago eluída e neutralizada por 45 min a 37° C. Em seguida, as células foram infectadas com o fago auxiliar KO7 a 4,6 multiplicidade de infeção por 1 h a 37 oc. A solução foi então transferida para 150 mL de meio 2YT suplementado com carbenicilina e canamicina. A propagação do fago foi continuada como descrito acima.

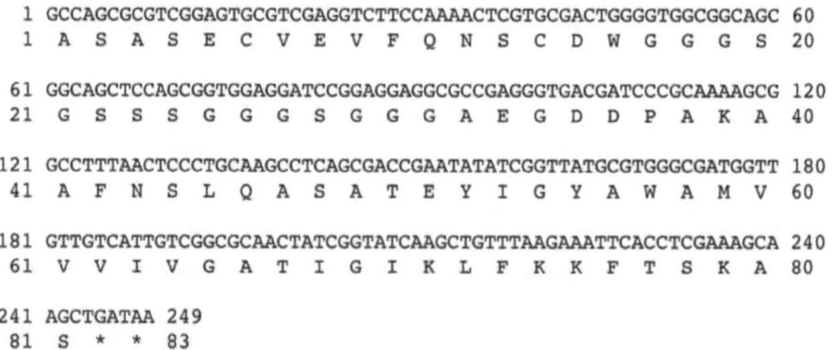

Figura 6-4. Sequência do phage-GSi5 **-2** que confirma a inserção de um ligante Gly-Ser de 15 mers. ASA corresponde ao fim da sequência de sinal DsbA. SECVEVFQNSCDW corresponde à sequência do **péptido-2**,

seguida do ligante Gly-Ser. AEGD corresponde ao início da proteína de revestimento P8, e a sequência termina com o códão de paragem.

```
  1 GCCAGCGCGTCGGAGTGCGTCGAGGTCTTCCAAAACTCGTGCGACTGGGGTGGCGGCAGC 60
  1 A  S  A  S  E  C  V  E  V  F  Q  N  S  C  D  W  G  G  G  S  20

 61 GGCAGCTCCAGCGGTGGCGGAGGCTCAAGCGGAGGGGGTTCCGGAGGTGGCAGCGGGGGC 120
 21 G  S  S  S  G  G  G  G  S  S  G  G  G  S  G  G  G  S  G  G  40

121 AGCGGGGGATCCAGCTCAGGGAGCGGGGGAGGTGCCGAGGGTGACGATCCCGCAAAAGCG 180
 41 S  G  G  S  S  S  G  S  G  G  G  A  E  G  D  D  P  A  K  A  60

181 GCCTTTAACTCCCTGCAAGCCTCAGCGACCGAATATATCGGTTATGCGTGGGCGATGGTT 240
 61 A  F  N  S  L  Q  A  S  A  T  E  Y  I  G  Y  A  W  A  M  V  80

241 GTTGTCATTGTCGGCGCAACTATCGGTATCAAGCTGTTTAAGAAATTCACCTCGAAAGCA 300
 81 V  V  I  V  G  A  T  I  G  I  K  L  F  K  K  F  T  S  K  A  100

301 AGCTGATAA 309
101 S  *  *  103
```

Figura 6-5. Sequência do phage-GS$_{35}$ -**2** confirmando a inserção de um ligante Gly-Ser de 35 mers. ASA corresponde ao fim da sequência de sinal DsbA. SECVEVFQNSCDW corresponde à sequência do **péptido-2**, seguida do ligante Gly-Ser. AEGD corresponde ao início da proteína de revestimento P8, e a sequência termina com o códão de paragem.

```
  1 GCCAGCGCGTCGGAGTGCGTCGAGGTCTTCCAAAACTCGTGCGACTGGGGTGGCGGCAGC 60
  1 A  S  A  S  E  C  V  E  V  F  Q  N  S  C  D  W  G  G  G  S  20

 61 GGCAGCTCCAGCGGTGGCGGAGGCTCAAGCGGAGGGGGGTTCCGGAGGTGGCAGCGGGGGG 120
 21 G  S  S  S  G  G  G  G  S  S  G  G  G  S  G  G  G  S  G  G  40

121 AGCGGGGGAGGAAGCGGCGGGAGCGGTGGAGGCTCAGGTTCCTCAAGCGGAGGTGGGTCC 180
 41 S  G  G  G  S  G  G  S  G  G  G  S  G  S  S  S  G  G  G  60

181 GGCGGAAGCTCAGGTGGAGGGGCCGAGGGTGACGATCCCGCAAAAGCGGCCTTTAACTCC 240
 61 G  G  S  S  G  G  G  A  E  G  D  D  P  A  K  A  A  F  N  S  80

241 CTGCAAGCCTCAGCGACCGAATATATCGGTTATGCGTGGGCGATGGTTGTTGTCATTGTC 300
 81 L  Q  A  S  A  T  E  Y  I  G  Y  A  W  A  M  V  V  V  I  V  100

301 GGCGCAACTATCGGTATCAAGCTGTTTAAGAAATTCACCTCGAAAGCAAGCTGATAA 357
101 G  A  T  I  G  I  K  L  F  K  K  F  T  S  K  A  S  *  *  119
```

Figura 6-6. Sequência do phage-GS$_5$ I-2 que confirma a inserção de um ligante Gly-Ser de 51 mers. ASA corresponde ao fim da sequência de sinal DsbA. SECVEVFQNSCDW corresponde à sequência do **péptido-2**, seguida do ligante Gly-Ser. AEGD corresponde ao início da proteína de revestimento P8, e a sequência termina com o códão de paragem.

REFERÊNCIAS

(1) Mehlen, P.; Puisieux, A. Metastasis: Uma questão de vida ou morte. *Nat. Rev. Cancer* **2006**, *6*, 449-458.

(2) Ghosh, D.; Kohli, A. G.; Moser, F.; Endy, D.; Belcher, A. M. Refactored M13 Bacteriophage as a Platform for Tumor Cell Imaging and Drug Delivery. *ACS Synth. Biol.* **2012**, *1*, 576-582.

(3) Wang, T.; Petrenko, V. A.; Torchilin, V. P. Micelas poliméricas carregadas de paclitaxel modificadas com proteína fágica específica da célula MCF-7: Ligação melhorada a células cancerígenas alvo e aumento da citotoxicidade. *Mol. Pharm.* **2010**, *7*, 1007-1014.

(4) Wang, T.; Petrenko, V. A.; Torchilin, V. P. Otimização de Micelas Poliméricas PEG-PE Modificadas com Proteína de Fusão de Fagos de Paisagem para Melhorar o Alvo das Células do Cancro da Mama. *J. Nanomed. Nanotechnol.* **2012**, *Suppl4*, 008.

(5) Kehoe, J. W.; Kay, B. K. Filamentous Phage Display in the New Millennium. *Chem. Rev.* **2005**, *105*, 4056-4072.

(6) Levin, A. M.; Weiss, G. A. Optimizing the Affinity and Specificity of Proteins with Molecular Display. *Mol. Biosyst.* **2006**, *2*, 49-57.

(7) Smith, G. P. Filamentous Fusion Phage: Novos Vectores de Expressão que Apresentam Antigénios Clonados na Superfície do Virião. *Science* **1985**, *228*, 1315-1317.

(8) Russel, M.; Lowman, H. B.; Tim, C. *Phage Display: Practical Approach* ; Lowman, H. B.; Clackson, T., Eds.; Oxford University Press: Nova Iorque, 2004.

(9) Sidhu, S. S.; Weiss, G. A. *Phage Display: A Practical Approach* ; Lowman, H. B.; Clackson, T., Eds.; Oxford University Press: Nova Iorque,

2004.

(10) Sidhu, S. S.; Weiss, G. A.; Wells, J. A. High Copy Display of Large Proteins on Phage for Functional Selections. *J. Mol. Biol.* **2000**, *296*, 487-495.

(11) Welsh, L. C.; Symmons, M. F.; Sturtevant, J. M.; Marvin, D. A.; Perham, R. N. Structure of the Capsid of Pf3 Filamentous Phage Determined from X-Ray Fibre Diffraction Data at 3.1 A Resolution. *J. Mol. Biol.* **1998**, *283*, 155-177.

(12) Horoszewicz, J. S.; Kawinski, E.; Murphy, G. P. Monoclonal Antibodies to a New Antigenic Marker in Epithelial Prostatic Cells and Serum of Prostatic Cancer Patients. *Anticancer Res.* **1987**, *7*, 927-935.

(13) Schülke, N.; Varlamova, O. A.; Donovan, G. P.; Ma, D.; Gardner, J. P.; Morrissey, D. M.; Arrigale, R. R.; Zhan, C.; Chodera, A. J.; Surowitz, K. G.; *et al.* O homodímero do antigénio de membrana específico da próstata é um alvo funcional para a terapia do cancro. *Proc. Natl. Acad. Sci. USA* **2003**, *100*, 12590-12595.

(14) Chuang, A.-Y.; DeMarzo, A. M.; Veltri, R. W.; Sharma, R. B.; Bieberich, C. J.; Epstein, J. I. Immunohistochemical Differentiation of High-Grade Prostate Carcinoma from Urothelial Carcinoma. *Am. J. Surg. Pathol.* **2007**, *31*, 12461255.

(15) Mohan, K.; Donavan, K. C.; Arter, J. A.; Penner, R. M.; Weiss, G. A. Sub-Nanomolar Detection of Prostate-Specific Membrane Antigen in Synthetic Urine by Synergistic, Dual-Ligand Phage. *J. Am. Chem. Soc.* **2013**, *135*, 7761-7767.

(16) Mohan, K.; Penner, R. M.; Weiss, G. A. Biosensing with Virus Electrode Hybrids. *Curr. Protoc. Chem. Biol.* **2015**, *7*, 53-72.

(17) Mohan, K.; Weiss, G. A. Engineering Chemically Modified Viruses for Prostate Cancer Cell Recognition (Vírus quimicamente modificados para

reconhecimento de células do cancro da próstata). *Mol. Biosyst.* **2015**,*11*,3264-3272.

(18) Kawakami, M.; Nakayama, J. Expressão reforçada de próstata-Specific Membrane Antigen Gene in Prostate Cancer as Revealed by in Situ Hybridization. *Cancer Res.* **1997**, *57*, 23212324.

(19) Dozmorov, M. G.; Hurst, R. E.; Culkin, D. J.; Kropp, B. P.; Frank, M. B.; Osban, J.; Penning, T. M.; Lin, H.-K. Unique Patterns of Molecular Profiling between Human Prostate Cancer LNCaP and PC-3 Cells [Padrões únicos de perfis moleculares entre células LNCaP e PC-3 do cancro da próstata humano]. *Prostate* **2009**, *69*, 1077-1079.

(20) Horoszewicz, J. S.; Leong, S. S.; Chu, T. M.; Wajsman, Z. L.; Friedman, M.; Papsidero, L.; Kim, U.; Chai, L. S.; Kakati, S.; Arya, S. K.; *et al.* The LNCaP Cell Line--a New Model for Studies on Human Prostatic Carcinoma. *Prog. Clin. Biol. Res.* **1980**, *37*, 115-132.

(21) Marsh, D.; Bartucci, R.; Sportelli, L. Membranas lipídicas com polímeros enxertados: Aspectos físico-químicos. *Biochim. Biophys. Ata - Biomembr.* **2003**, *1615*, 33-59.

(22) Argos, P. An Investigation of Oligopeptides Linking Domains in Protein Tertiary Structures and Possible Candidates for General Gene Fusion. *J. Mol. Biol.* **1990**, *211*, 943-958.

(23) Ramachandran, G. N.; Sasisekharan, V. Conformation of Polypeptides and Proteins (Conformação de Polipéptidos e Proteínas). *Advan. Prot. Chem.* **1968**, *23*, 283437.

(24) Steinert, P. M.; Mack, J. W.; Korge, B. P.; Gan, S. Q.; Haynes, S. R.; Steven, A. C. Glycine Loops in Proteins: TheirOccurrence in Certain Intermediate Filament Chains, Loricrins and SingleStranded RNABinding Proteins. *Int. J. Biol. Macromol.* **1991**, *13*, 130-139.

(25) Lubkowski, J.; Hennecke, F.; PlOckthun, A.; Wlodawer, A. Infeção por

fagos filamentosos: Crystal Structure of g3p in Complex with Its Coreceptor, the C-Terminal Domain of TolA. *Structure* **1999**, *7*, 711-722.

(26) Reddy Chichili, V. P.; Kumar, V.; Sivaraman, J. Linkers in the

Biologia estrutural das interacções proteína-proteína. *Protein Sci.* **2013**, *22*, 153-167.

(27) Robinson, C. R.; Sauer, R. T. Optimizing the Stability of SingleChain Proteins by Linker Length and Composition Mutagenesis. *Proc. Natl. Acad. Sci. USA* **1998**, *95*, 5929-5934.

(28) Kunkel, T. A.; Roberts, J. D.; Zakour, R. A. Mutagénese rápida e eficiente de sítios específicos sem seleção fenotípica. *MethodsEnzymol.* **1987**, *154*, 367-382.

(29) Trinh, R.; Gurbaxani, B.; Morrison, S. L.; Seyfzadeh, M. Otimização da utilização de pares de códons na sequência de ligação (GGGGS)$_3$ resulta numa expressão proteica melhorada. *Mol. Immunol.* **2004**, *40*, 717-722.

(30) Irwin, B.; Heck, J. D.; Hatfield, G. W. Codon Pair Utilization Biases Influence Translational Elongation Step Times. *J. Biol. Chem.* **1995**, *270*, 22801-22806.

(31) Loo, C.; Lin, A.; Hirsch, L.; Lee, M.-H.; Barton, J.; Halas, N.; West, J.; Drezek, R. Nanoshell-Enabled Photonics-Based Imaging and Therapy of Cancer. *Tecnologia. Cancer Res. Treat.* **2004**, *3*, 33-40.

(32) Loo, C.; Lowery, A.; Halas, N.; West, J.; Drezek, R. Immunotargeted Nanoshells for Integrated Cancer Imaging and Therapy. *Nano Lett.* **2005**, *5*, 709-711.

(33) Merrifield, R. B. Síntese de Peptídeos em Fase Sólida. I. A Síntese de um Tetrapeptídeo. *J. Am. Chem. Soc.* **1963**, *85*, 2149-2154.

(34) Amblard, M.; Fehrentz, J.-A.; Martinez, J.; Subra, G. Methods and

Protocols of Modern Solid Phase Peptide Synthesis. *Mol. Biotechnol.* **2006**, *33*, 239-254.

(35) Lumiprobe http://www.lumiprobe.com/protocols/click-chemistry- dna-labeling (acedido em 7 de setembro de 2011).

(36) Kularatne, S. A.; Wang, K.; Santhapuram, H. R.; Low, P. S. Imagiologia e terapia do cancro da próstata orientadas para o antigénio de membrana específico da próstata, utilizando um inibidor de PSMA como ligando de localização. *Mol. Pharm.* **2009**, *6*, 780-789.

CAPÍTULO 7

Conclusões e direcções futuras

As modificações químicas do vírus M13 permitiram a sua incorporação em muitos sistemas com aplicações multifacetadas. Aqui, explorámos a carga negativa inerente presente na superfície da proteína de revestimento do fago para expandir ainda mais o repertório de aplicações baseadas em fagos. Foi desenvolvido o conceito de "envolvimento do fago" para aumentar a afinidade de ligação e, simultaneamente, reduzir a adesão não específica.[1,2] O conceito utiliza as interacções electrostáticas entre a superfície do fago carregada negativamente e o péptido de oligolisina carregado positivamente. Além disso, uma extremidade do péptido de oligolisina é pré-modificada para conferir funcionalidades adicionais e ortogonais à superfície do fago, tais como um grupo alquino ou um grupo tiol. Estes grupos funcionais permitem a colocação de um segundo ligando, para além do geneticamente apresentado, ou a ligação de moléculas como o polietilenoglicol (PEG). Além disso, foi aplicada outra abordagem para gerar fagos duplamente modificados através de infecções duplas em células *E. coli* durante a propagação de fagos. O método permitiu a geração de fagos duplos geneticamente modificados; dois conjuntos de ligandos presentes na mesma partícula de fago, mas visando duas proteínas diferentes.[3]

Numa aplicação importante do envolvimento de fagos, foi conseguida a deteção altamente sensível e específica de um biomarcador do cancro da próstata, o antigénio de membrana específico da próstata, PSMA.[4] Foi concebido um biossensor eletroquímico para incorporar esses vírus embrulhados. A matriz de bioafinidade utilizou uma película polimérica composta por um polímero orgânico condutor, o PEDOT, incorporando novamente os vírus através de interacções electrostáticas.[5] A ligação do biomarcador alvo, PSMA, proporcionou uma alteração quantificável na resistência, que se verificou ser proporcional à concentração de PSMA. Além disso, a colocação de ligandos adicionais na superfície do fago através do envolvimento do fago proporcionou um aumento da afinidade aparente através da maximização da densidade do ligando e um modo de ligação bidentado dos dois ligandos. Estes efeitos de avidez permitiram a deteção eletroquímica altamente sensível do PSMA a níveis de 100 pm em urina sintética, o que é relevante para o diagnóstico precoce do cancro da próstata.[1,6,7] Este estudo foi ainda mais avançado para detetar o PSMA em amostras de urina humana num formato ELISA. A capacidade de detetar PSMA em apenas 100 µL de amostras de urina de 2006-08 significa a força da proteína como um biomarcador clinicamente relevante. No futuro, as medições de biossensores com o fago envolvido serão utilizadas para estudar um conjunto completo de amostras de urina para uma análise abrangente deste método. Este estudo tem potencial para o desenvolvimento de um dispositivo de ponto de tratamento para a deteção precoce do cancro da próstata.

O conceito de envolvimento de fagos foi também aplicado à deteção de superfícies celulares inteiras para desenvolver um método de deteção precoce de metástases. A superfície fágica, embora altamente aplicável, sofre da limitação de uma elevada adesão não específica às superfícies celulares. Este grande desafio foi resolvido pela combinação de invólucros de fagos e PEG. Os invólucros de oligolisina funcionalizados com alcinos permitiram a colocação de PEG funcionalizado com azida através de cicloadição no fago. Além disso, a superfície do fago foi simultaneamente modificada com ligandos de ligação PSMA PEGilados através de um sistema de envolvimento tiol-maleimida. Este sistema de envolvimento único, com duas reacções ortogonais, permitiu a colocação de dois invólucros diferentes e, por conseguinte, de duas moléculas diferentes na mesma superfície do fago, nas proporções desejadas. Os polímeros PEG reduziram a adesão não específica às superfícies celulares em ~80%, enquanto os ligandos permitiram a captura de células LNCaP PSMA-positivas a partir de uma solução.[2]

A capacidade do fago PEGilado para atingir seletivamente as células foi utilizada em seguida para o desenvolvimento de bibliotecas baseadas em fagos para realizar selecções baseadas em células inteiras. A infraestrutura do fago PEGylated, no entanto, era desprovida de uma ligação genética entre o genoma do fago e o ligando ligado, limitando assim as suas capacidades de seleção. Como resultado, os invólucros de PEG-oligolisina do ligante aplicado quimicamente foram substituídos por um ligante Gly-Ser alargado e geneticamente codificado. Além disso, a estrutura permitiu a apresentação genética de ligandos e bibliotecas, e apenas uma queda marginal na afinidade foi observada na presença de invólucros PEG. No futuro, estas novas bibliotecas de ligantes estendidos serão utilizadas para selecções em superfícies de células inteiras. Além disso, os vírus envolvidos com PEG e ligandos serão incorporados na matriz de bioafinidade para uma captura eficiente e selectiva de células inteiras para deteção de metástases e outras aplicações.

Para além da investigação acima referida, foram lançadas as bases para os seguintes projectos. A ligação e fixação ao PSMA da superfície celular conduz à internalização da moeidade ligada.[8,9] Este conceito, em conjunto com os invólucros ortogonais, pode ser utilizado para desenvolver uma plataforma de imagiologia e entrega altamente específica, com cargas úteis adequadamente funcionalizadas. No domínio da biossensorização, o mecanismo exato subjacente à alteração da resistência das películas de PEDOT-vírus obtidas com a ligação de PSMA é ainda desconhecido. Além disso, a ligação do PSMA pode também afetar a constante dieléctrica da película, conduzindo a resultados semelhantes. Para investigar melhor esta causa, podem ser concebidas variantes da proteína lisozima com carga neutra, positiva ou negativa a pH 7, através da acetilação controlada das aminas de lisina.[10] As medições de biossensores com estas variantes carregadas poderiam esclarecer melhor o mecanismo e permitir o desenvolvimento de uma plataforma de deteção universal.

Uma vantagem significativa do biossensor é a fácil adaptação do dispositivo para a deteção de outras doenças com marcadores presentes nos fluidos biológicos, através da alteração dos ligandos na matriz de bioafinidade. Os actuais diagnósticos preliminares do cancro do pâncreas utilizam os níveis de expressão do biomarcador, Antigénio Carbohidrato, CA-19-9.[11] Um biossensor baseado na deteção de CA-19-9 em conjunto com TIMP1 (inibidor tecidular da metaloproteinase) e IGFBP4 (proteína de ligação ao fator de crescimento semelhante à insulina) poderia melhorar a especificidade do diagnóstico.[12-14] Outras doenças para além dos cancros, como a infeção do trato urinário, em que a *E. coli* é o principal agente causador, poderiam também ser facilmente detectadas, uma vez que os fagos visam inerentemente as células bacterianas *F*.[15] A plataforma de biossensores poderia constituir uma alternativa eficaz ao método de deteção atual, que consome muito tempo e envolve culturas de urina. O principal objetivo seria a geração de fagos modificados para a deteção específica de estirpes individuais de *E. coli* responsáveis pela infeção. Os passos preliminares para cada um destes objectivos foram dados, com um sucesso inicial. Desejo que, no futuro, a investigação aqui apresentada forneça a plataforma necessária para promover a área interdisciplinar dos vírus quimicamente modificados e do cancro da próstata.

REFERÊNCIAS

(1) Mohan, K.; Donavan, K. C.; Arter, J. A.; Penner, R. M.; Weiss, G. A. Sub-Nanomolar Detection of Prostate-Specific Membrane Antigen in Synthetic Urine by Synergistic, Dual-Ligand Phage. *J. Am. Chem. Soc.*

2013, *135*, 7761-7767.

(2) Mohan, K.; Weiss, G. A. Engineering Chemically Modified Viruses for Prostate Cancer Cell Recognition (Vírus quimicamente modificados para reconhecimento de células do cancro da próstata). *Mol. Biosyst.* **2015**,*11*,3264-3272.

(3) Mohan, K.; Weiss, G. A. Ligandos duplos exibidos em fagos codificados geneticamente. *Anal. Biochem.* **2014**, *453*, 1-3.

(4) Murphy, G. P.; Kenny, G. M.; Ragde, H.; Wolfert, R. L.; Boynton, A. L.; Holmes, E. H.; Misrock, S. L.; Bartsch, G.; Klocker, H.; Pointner, J.; *et al. Measurement* of Serum Prostate-Specific Membrane Antigen, a New Prognostic Marker for Prostate Cancer. *Urology* **1998**, *51*, 89-97.

(5) Donavan, K. C.; Arter, J. A.; Pilolli, R.; Cioffi, N.; Weiss, G. A.; Penner, R. M. Virus-poly(3,4-Ethylenedioxythiophene) Composite Films for Impedance-Based Biosensing. *Anal. Chem.* **2011**, *83*, 2420-2424.

(6) Sokoloff, R. L.; Norton, K. C.; Gasior, C. L.; Marker, K. M.; Grauer, L. S. Um ensaio duplo monoclonal em sanduíche para o antigénio de membrana específico da próstata: Níveis em Tecidos, Fluido Seminal e urina. *Prostate* **2000**, *43,* 150-157.

(7) Xiao, Z.; Adam, B.-L.; Cazares, L. H.; Clements, M. A.; Davis, J. W.; Schellhammer, P. F.; Dalmasso, E. A.; Wright, G. L. A quantificação do antigénio de membrana específico da próstata no soro através de um novo imunoensaio de biochip de proteínas discrimina a doença benigna da próstata da doença maligna. *Cancer Res.* **2001**, *61*, 60296033.

(8) Kularatne, S. A.; Wang, K.; Santhapuram, H. R.; Low, P. S. Imagiologia e terapia do cancro da próstata orientadas para o antigénio de membrana específico da próstata, utilizando um inibidor de PSMA como ligando de localização. *Mol. Pharm.* **2009**, *6*, 780-789.

(9) Ghosh, A.; Heston, W. D. W. Tumor Target Prostate Specific

Membrane Antigen (PSMA) and Its Regulation in Prostate Cancer. *J. Cell. Biochem.* **2004**, *91*, 528-539.

(10) Shaw, B. F.; Schneider, G. F.; Bilgiçer, B.; Kaufman, G. K.; Neveu, J. M.; Lane, W. S.; Whitelegge, J. P.; Whitesides, G. M. Lysine Acetylation Can Generate Highly Charged Enzymes with Increased Resistance toward Irreversible Inactivation. *Protein Sci.* **2008**, *17*, 1446-1455.

(11) Chen, R.; Pan, S.; Brentnall, T. A.; Aebersold, R. Proteomic Profiling of Pancreatic Cancer for Biomarker Discovery. *Mol. Cell. Proteomics* **2005**, *4*, 523-533.

(12) Faca, V. M.; Song, K. S.; Wang, H.; Zhang, Q.; Krasnoselsky, A. L.; Newcomb, L. F.; Plentz, R. R.; Gurumurthy, S.; Redston, M. S.; Pitteri, S. J.; *et al.* A Mouse to Human Search for Plasma Proteome Changes Associated with Pancreatic Tumor Development. *PLoS Med.* **2008**, *5*, e123.

(13) Kleine, T.; Bartsch, S.; Blaser, J.; Schnierer, S.; Triebel, S.; Valentin, M.; Gote, T.; Tschesche, H. Preparação de TIMP-1 recombinante ativo a partir de corpos de inclusão de Escherichia Coli e formação de complexos com o domínio catalítico recombinante

DePMNL-Collagenase. *Biochemistry* **1993**, *32,* 14125-14131.

(14) Gomis-Rüth, F. X.; Maskos, K.; Betz, M.; Bergner, A.; Huber, R.; Suzuki, K.; Yoshida, N.; Nagase, H.; Brew, K.; Bourenkov, G. P.; *et al.* Mechanism of Inhibition of the Human Matrix Metalloproteinase Stromelysin-1 by TIMP-1. *Nature* **1997**, *389*, 77-81.

(15) Bardhan, N. M.; Ghosh, D.; Belcher, A. M. Deteção baseada em vírus M13 de infecções por bactérias em hospedeiros vivos. *J. Biophotonics* **2014**, *7*, 617-623.

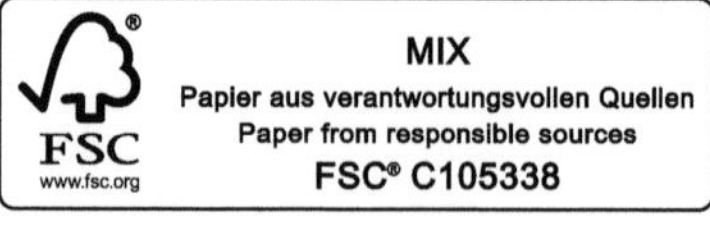

Printed by Books on Demand GmbH, Norderstedt / Germany